Carl-Auer

Mike Lehmann
Jens Eitmann

# Systemische Lerntherapie

## Ein integrativer, beziehungs- und ressourcenorientierter Ansatz

Zweite, aktualisierte Auflage, 2021

Umschlaggestaltung: Uwe Göbel
Umschlagfoto: © Uwe Göbel
Satz: Drißner-Design u. DTP, Meßstetten
Printed in Germany
Druck und Bindung: CPI books GmbH, Leck

MIX
Papier aus verantwortungsvollen Quellen
FSC® C083411
www.fsc.org

CPI klimaneutral
Mehr Bäume. Weniger $CO_2$

Zweite, aktualisierte Auflage, 2021
ISBN 978-3-8497-0412-4 (Printausgabe)
ISBN 978-3-8497-8346-4 (ePUB)


Bibliografische Information der Deutschen Nationalbibliothek:
Die Deutsche Nationalbibliothek verzeichnet diese Publikation in der Deutschen Nationalbibliografie; detaillierte bibliografische Daten sind im Internet über http://dnb.d-nb.de abrufbar.

Informationen zu unserem gesamten Programm, unseren Autoren und zum Verlag finden Sie unter: **https://www.carl-auer.de/**
Wenn Sie Interesse an unseren monatlichen Nachrichten haben, können Sie dort auch den Newsletter abonnieren.

Carl-Auer Verlag GmbH
Vangerowstraße 14 • 69115 Heidelberg
Tel. +49 6221 6438-0 • Fax +49 6221 6438-22
info@carl-auer.de

# Inhalt

# Vorbemerkungen

Es gibt mittlerweile eine ganze Reihe von Büchern, die sich mit dem Thema »Lerntherapie« beschäftigen. Ebenso existieren unterschiedliche Ausbildungen zum Lerntherapeuten oder zum Lernpädagogen.[1] Das Feld ist im Wandel, gerade an den Schulen ist viel Bewegung durch die Erprobung neuer Konzepte, und in jüngerer Zeit gab es wichtige neue Erkenntnisse zum Thema »Lernen«. Eindeutige und gut funktionierende Standards haben sich noch nicht ausbilden können. Das Fehlen staatlicher Regulierung führt auf den ersten Blick zu einer Unübersichtlichkeit der verschiedenen lerntherapeutischen Arbeitsformen und auch der Ausbildungsgänge. Darin liegt aber auch die Chance für Lerntherapeuten, sich aus dem Angebot an Möglichkeiten diejenige Arbeitsweise bzw. Ausbildung zu wählen, die den eigenen Neigungen und Interessen am besten entspricht.

Mit dem vorliegenden Buch für eine Tätigkeit als Lerntherapeut oder Lernpädagoge greifen wir verschiedene bereits vorhandene praktische und therapeutische Ansätze und wissenschaftliche Erkenntnisse auf, integrieren sie und entwickeln sie wiederum ein Stück weiter. So werden wir die systemische Perspektive besonders herausstellen und deutlich machen, dass das Kind sich in ständiger Wechselwirkung mit seiner Umwelt befindet und zu welchen Konsequenzen dies führt. Handlungspraktisch werden wir zeigen, wie sich daraus konkrete Interventionsansätze ableiten lassen. Schließlich erfährt der integrative Aspekt gelungener lerntherapeutischer Arbeit Berücksichtigung durch den Einbezug von Entspannungs-, Bewegungs- und Kreativtechniken sowie der fachdidaktischen Begleitung.

70–80 % der Kinder gehen durch unser Schulsystem relativ problemlos durch. Solange es in der jetzt existierenden Form beibehalten wird, muss für die übrigen 20–30 % etwas getan werden. Auch gut ausgebildete Lerntherapeuten können das Schulsystem nicht revolutionieren. Aber sie können ein Stück zur Verbesserung beitragen, und zwar für diejenigen Kinder und Eltern, die das wirklich brauchen. Als Lerntherapeut ist man in einer anderen Position, als die Lehrer und

1 Aus Gründen der besseren Lesbarkeit verzichten wir hier und im Folgenden auf die explizite Nennung beider Geschlechter.

die Referendare es sind, deren Auftrag es ist, für die ganze Klasse da zu sein. Ein Lerntherapeut arbeitet mit Einzelnen oder Kleingruppen und hat daher andere Möglichkeiten der Intervention, beispielsweise auch den Eltern gegenüber. Die Grundlage dafür möchten wir mit dem vorliegenden Lehrbuch vermitteln.

Wir begleiten seit vielen Jahren Kinder, Eltern und Lehrer lerntherapeutisch und bilden in der Lerntherapie aus. Dabei wurde das Konzept aufgrund der Erfahrungen in der Praxis sowie auch von Ergebnissen der Forschung ständig weiterentwickelt. Als Ziel einer Lerntherapie schlagen wir vor, die Eltern gewissermaßen zu »Sachverständigen« für ihre Kinder auszubilden. Dies ist nicht so technisch gemeint, wie es zunächst klingt. Der Umgang mit Kindern sollte von Herzen kommen, und in aller Regel tut er das auch. Dort jedoch, wo sich dennoch Probleme zeigen, möchten wir Wissen und alternative Handlungsoptionen anbieten, um den Betroffenen zu helfen, das, was vom Herzen kommt und gut gemeint ist, besser in äußere Handlungen umsetzen zu können. Daher findet nach unserem Konzept sowohl in diesem Buch als auch in der lerntherapeutischen Praxis immer auch Wissensvermittlung statt. Im vorliegenden Buch ist das vor allem der Theorieteil, in dem wir Konzepte vorstellen, die sich für die Arbeit als nützlich herausgestellt haben. Theoretische Ansätze, die nach unserer Erfahrung nicht nützlich sind, stellen wir nicht dar. Natürlich handelt es sich dabei um eine subjektive Auswahl, für andere Lerntherapeuten können andere theoretische Ausgangspunkte nützlich sein.

Ebenso kann es in der lerntherapeutischen Praxis ein Ziel sein, den Eltern Wissen zu vermitteln. Wer nur eine einzige Handlungsstrategie für eine bestimmte Situation kennt, dem kann man nicht vorwerfen, dass er keine bessere verwendet. Also müssen auch andere Handlungsmöglichkeiten aufgezeigt werden. Je mehr man über seine Kinder weiß, zum Beispiel auch an entwicklungspsychologischen Grundlagen, desto besser kann man auf sie eingehen und verstehen, was geschieht. Denn zwar weiß man nur, was man sieht, aber man sieht auch nur, was man weiß (frei nach Goethe).

Neben der Darstellung des unseres Erachtens relevanten Faktenwissens wollen wir aber auch aufzeigen, wie es gelingen kann, den Kindern und Eltern ein nützlicher Begleiter zu sein auf ihrem Weg des Wachstums. Auch wenn den Eltern und Kindern im konkreten Fall funktionale Handlungsmöglichkeiten zu fehlen scheinen, so sind wir doch davon überzeugt, dass alle Menschen die notwendigen Voraussetzungen besitzen, sie für sich zugänglich zu machen.

Unter der integrativen Lerntherapie verstehen wir die Anwendung therapeutischer Interventionsformen aus unterschiedlichen Therapierichtungen unter Einbezug einerseits von Praxiserfahrungen und andererseits von Forschungsergebnissen auf die beteiligten Personen im Umkreis eines Lernproblems, also auf die Kinder, die Eltern sowie das übrige Umfeld (Lehrer, Verwandte, andere Therapeuten usw.). Unsere lerntherapeutische Arbeit ist durch eine systemische Haltung geprägt. Sie ist sowohl ganzheitlich als auch individualisiert. Damit ist sie integrativ und geht gleichzeitig noch ein Stück weiter, indem sie in großem Maße die Umwelt einschließt und gestaltet. In der systemischen Lerntherapie tun wir ebendieses, und zwar konsequent, mit einem systemischen Verständnis der ablaufenden Prozesse und mittels der Arbeitsweise, wie sie sich in der systemischen Therapie bewährt hat. So sehen wir die systemische Lerntherapie als Fortschreibung der Entwicklung hin zu einem immer ganzheitlicheren Verständnis kindlicher Lernschwierigkeiten.

# 1 Einführung

Mit diesem Buch möchten wir Ausgangspunkte und Grundlagen einer Lerntherapie darstellen, die systemisch, ökopsychologisch und beziehungsorientiert ausgerichtet und damit in einem umfassenden Sinne integrativ ist. Im einführenden *1. Kapitel* wird es um unser Verständnis von Lerntherapie und die von uns vorgeschlagene Haltung bezüglich der Arbeit mit Menschen sowie um Aspekte des gesellschaftlichen Rahmens gehen. Im *2. Kapitel* stellen wir die theoretische Basis dar, von der wir ausgehen: Erkenntnisse aus der Neurobiologie, der Entwicklungspsychologie und der Ökopsychologie. Das *3. Kapitel* beschäftigt sich mit den Strukturen, besonders den familiären, in denen das Kind steht, und mit der Frage, wie Lernstörungen entstehen und welche Möglichkeiten es gibt, sie wieder aufzulösen. Das *4. Kapitel* behandelt die praktische lerntherapeutische Arbeit: welche Bedeutung der Beziehungsgestaltung zukommt, welche Form der Diagnostik sinnvoll ist und wie der Lerntherapeut konkret mit dem Kind, den Eltern und dem weiteren Umfeld arbeiten kann. Das *5. Kapitel* zieht ein Resümee.

Beginnend am Ende der Einführung, wird immer wieder auf zwei *Fallbeispiele* Bezug genommen, die die Darstellungen in anschaulicher Weise auf die Praxis übertragen. Im *Anhang* schließlich finden sich Ausführungen zu speziellen Themen, die nicht unmittelbar für die lerntherapeutische Arbeit wichtig, möglicherweise aber für manche Leser interessant sind; dies sind rechtliche Aspekte sowie die multiaxiale Diagnostik.

Eine zentrale Aufgabe des Lerntherapeuten wird immer sein zu erkennen, was beim jeweiligen Kind als Schwierigkeiten wahrgenommen wird und was dementsprechend individuell zu tun ist. Für Lerntherapeuten ist es wichtig, ihr inneres Gespür zu entwickeln, um die individuellen Aspekte in der Situation des betroffenen Kindes wahrnehmen zu können. Das heißt zu verstehen, was bei dem Kind individuell in seinem Kontext geschieht, was nicht gut läuft, und auch wahrzunehmen, welche ersten Ideen für den Therapieplan kommen. Es wird für die praktische Arbeit eine Angebotspalette eröffnet, aus der passende Mittel ausgewählt werden können. Diese Palette aus ganz unterschiedlichen Möglichkeiten, mit dem Kind und den Eltern zu arbeiten, wird im Verlaufe des Buches erweitert. Auch anschließend wird sie im Laufe der Jahre durch die praktische Tätigkeit und die Erfahrungen in der lerntherapeutischen Arbeit immer weiter angereichert.

## 1.1 Lerntherapie

### 1.1.1 Was ist Lerntherapie?

Ziel der Lerntherapie ist es, die Bedingungen so zu verändern, dass das eigentliche individuelle Lern- und Leistungspotenzial des Kindes (wieder) zur Entfaltung kommen kann. Lerntherapie zielt nicht darauf ab, das Kind auf ein Leistungsniveau zu bringen, das es von sich aus unter »normalen« im Sinne von optimalen (Umwelt-)Bedingungen nicht erreichen könnte. Es geht vielmehr darum, *für das Kind solche Bedingungen zu schaffen, dass es sein in ihm angelegtes Potenzial verwirklichen kann.* Wenn Eltern mit ihrem Kind in der Lerntherapie vorstellig werden, ist die Situation typischerweise so, dass das Kind hinter seinen Möglichkeiten zurückgeblieben ist, das heißt, es leistet bzw. kann weniger, als es könnte, wenn es nicht behindert worden wäre. Aufgabe des Lerntherapeuten ist daher, die nicht entwickelten Fähigkeiten und Ressourcen, die das Kind – wie jeder Mensch – in sich trägt, zu entdecken und ihre Entfaltung zu ermöglichen. Dies geschieht einerseits durch die Veränderung der Rahmenbedingungen, in denen das Kind lebt, und andererseits durch Stärkung der Persönlichkeit des Kindes. Dazu gehören wesentlich Wertschätzung, Akzeptanz, Ermöglichung positiver Erfahrungen und die Vermittlung konkreter Methoden und Techniken. Die Abbildung 1 veranschaulicht den Zusammenhang.

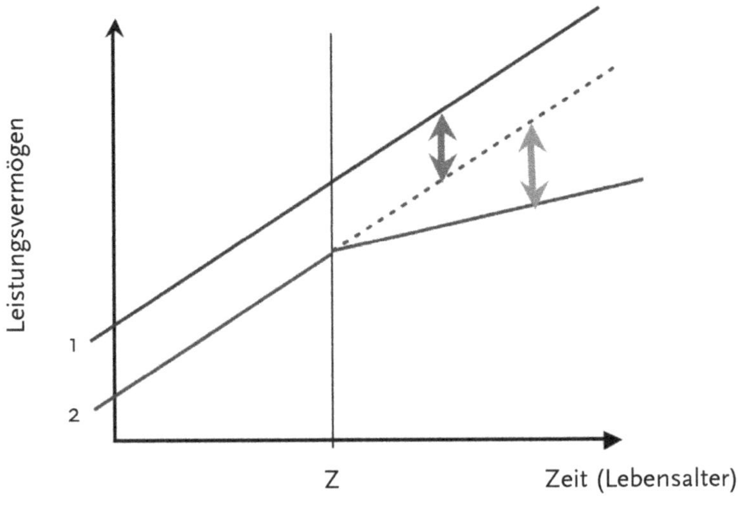


*Abb. 1: Ziel der Lerntherapie*

Die Ziffern 1 und 2 bezeichnen zwei Kinder, die kontinuierlich ein verschiedenes Leistungsniveau aufweisen. Ab dem Zeitpunkt Z steigt das Leistungsvermögen von Kind 2 weniger stark an, als es der Fall sein könnte, wenn nicht ein bestimmtes Ereignis (beispielsweise eine Überforderungssituation in der Schule oder im häuslichen Umfeld) zu wirken begonnen hätte und das Kind fortan hemmend beeinflussen würde. Wären alle Bedingungen ideal gewesen, so wäre die Linie des Leistungsvermögens gleichmäßig weiter angestiegen, wie bei Kind 1 der Fall. Kind 2 entfaltet also nicht sein volles Potenzial. Aufgabe der Lerntherapie ist es, die Distanz, die der rechte Pfeil symbolisiert, so weit es geht zu verkleinern. Sie kann jedoch nicht die Unterschiede zwischen den beiden Kindern verringern, indem Kind 2 auf das Leistungsniveau von Kind 1 gebracht wird (linker Pfeil).

Damit eine Lerntherapie angemessen wirken kann, sollte sie integrativ, systemisch und ganzheitlich sein.

Unsere Lerntherapie ist *integrativ*, weil verschiedene Methoden und Arbeitsformen dazugehören, die ineinander integriert werden und so zu einem umfassenderen Ansatz in der Arbeit führen. Dies sind zum Beispiel Bewegungsübungen, Entspannungsübungen, Stärkung besonders der schöpferischen Möglichkeiten und Ressourcen, Gespräche mit den Eltern, Lernspiele, Brain Gym, Kreativitätstechniken, Einüben sozialer Fertigkeiten, die Arbeit am Symptom und anderes mehr.

Unsere Lerntherapie ist *systemisch*, weil das Kind, das die Schwierigkeiten zeigt, immer in einem sozialen System steht. Diesem Beziehungsgefüge, bestehend aus Eltern, Erziehern, Lehrern, Verwandten, Mitschülern, Freunden usw. muss die lerntherapeutische Arbeit Rechnung tragen. Das menschliche Miteinander ist essenziell für jeden Menschen, von Geburt an und das ganze Leben lang. Einerseits gestalten wir unsere Beziehungen, andererseits wirken die Menschen, mit denen wir zu tun haben, auf uns. In schwierigen Situationen sollte daher das soziale Umfeld einbezogen werden. Bei lernschwachen Schülern ist es zum Beispiel oft wichtig, Verständnis für die Situation des jeweiligen Kindes bei den Eltern zu wecken und gemeinsam zu erarbeiten, wie sie ihrem Kind am besten helfen können.

Unsere Lerntherapie ist *ganzheitlich*, weil das Kind in seiner Ganzheit als Mensch gesehen wird, also mit seinen geistigen Fähigkeiten, seinen seelischen Eigenschaften und Bedürfnissen und seinen körperlichen Gegebenheiten. Entsprechend muss eine Lerntherapie auf allen

Ebenen ansetzen, indem sie Geist, Seele und Körper gleichermaßen anspricht. Der integrative Mix der lerntherapeutischen Arbeitsmethoden macht dies möglich.

Mit diesem Lehrbuch fokussieren wir auf die lerntherapeutische Arbeit mit Kindern im Alter zwischen sechs und etwa zwölf Jahren. Für andere Altersstufen, also Kleinkinder, Jugendliche und Erwachsene, wäre die Konzeption anders; es wären dann andere Lerntheorien Grundlage, und die Entwicklungsaufgaben (Havighurst 1948; Erikson 1973; s. auch Abschn. 2.2) bzw. der kognitive Entwicklungsstand (Piaget 1972, 1974, 1976) sähen anders aus. Die grundlegenden Prinzipien gelten nach unseren Erfahrungen aber auch für die Arbeit mit Menschen anderer Altersstufen.

Unser Konzept bezieht sich somit auf den Grundschulbereich. Da ältere Schüler ab etwa der Pubertät mit einigen wichtigen der hier beschriebenen lerntherapeutischen Strategien nicht erreicht werden, ist dann möglicherweise eher eine andere Form der Begleitung wie zum Beispiel die Psychotherapie angezeigt. Dementsprechend findet dort auch kaum oder keine Elternarbeit statt, die bei den jüngeren Kindern eine große Rolle spielt. Für Jugendliche besteht eine der wichtigsten Entwicklungsaufgaben zum Beispiel darin, sich von ihren Eltern zu lösen.

Lerntherapie ist keine Nachhilfe. In der Nachhilfe geht es um die Wiederholung eines bestimmten Schulstoffs mit dem Ziel, dass das betroffene Kind ihn besser beherrscht, wobei Thema ausschließlich der Stoff und nicht die Persönlichkeit und Lebenssituation des Kindes ist. Nachhilfe ist angemessen, wenn das Kind keine besonderen weiteren Schwierigkeiten im Leben hat und im Prinzip gesund ist, sich wohlfühlt, in seiner Familie gut aufgehoben ist, keinen Widerstand gegen die Schule oder das Lernen hat und lediglich in einem oder wenigen einzelnen Fächern ein konkreter Übungs- oder Erklärungsbedarf besteht.

### 1.1.2 Warum Lerntherapie systemisch?

Die systemische Therapie ist aus der Familientherapie entstanden und entwickelt sich fortlaufend weiter. Wir möchten kurz ihre theoretische Basis und die wichtigsten Prinzipien ihrer Arbeit skizzieren. Sie beruht auf systemtheoretischen Ansätzen, der philosophischen Position des Konstruktivismus und kommunikationstheoretischen Erkenntnissen.

*Systemtheorien* beschreiben den Menschen und das menschliche Zusammenleben bis hin zur Gesellschaft unter dem Blickwinkel eines ständigen Austausches und des permanenten In-Beziehung-Seins der einzelnen Elemente des jeweiligen Systems. Die Elemente, die ein System bilden, haben also dauernd wechselseitig miteinander zu tun und reagieren aufeinander. Gleichzeitig sind sie eine nach außen hin abgrenzbare Einheit, das heißt, man kann klar zwischen dem System als Bündel von Elementen einerseits und seiner Umwelt andererseits unterscheiden. Das System »Familie« zum Beispiel besteht aus den Familienmitgliedern (Eltern/Kindern), die miteinander sprechen, Dinge zusammen tun, miteinander streiten usw. und die eine wahrnehmbare Einheit gegenüber ihrer Umwelt, also Nachbarn, Verwandten, Freunden, Schule etc. bilden. Menschen sind immer Elemente verschiedener Systeme, ein Kind gehört zum Beispiel nicht nur zu einer Familie, sondern auch zu den Systemen »Schulklasse«, »Clique«, »Sportklub« usw. In jedem System gelten andere »Spielregeln«, sodass ein Mensch sich immer etwas unterschiedlich verhält und unterschiedlich fühlt, je nachdem, in welchem System er sich gerade aufhält. Von besonderer Bedeutung ist weiterhin die Eigenschaft von Systemen, sich selbst am Leben zu erhalten. Zwar können sie auch zerfallen, aber in der Regel ist ihre natürliche Tendenz, sich selbst zu erhalten. Die fortwährende innere Dynamik von Systemen macht dies möglich.

Der *Konstruktivismus* hat als eine wesentliche Aussage, dass es keine Rolle spielt, ob es eine »wirkliche Welt«, also objektive Gegebenheiten, gibt oder nicht. Entscheidend ist, wie wir die Welt individuell (subjektiv) wahrnehmen. Wir konstruieren uns unsere Welt. Die Volksweisheit »Schönheit liegt im Auge des Betrachters« ist ein Beispiel dafür: Eine Blume ist nicht objektiv schön. Der Mensch, der sie wahrnimmt, schreibt ihr Schönheit zu. Oder er tut es nicht, wenn er sie nicht leiden mag. Für jeden Menschen sieht die Welt anders aus, abhängig von seinen Erfahrungen, Bedürfnissen, Werthaltungen usw. Das heißt auch, dass es kein objektives »Richtig« oder »Falsch« gibt. Was für mich gilt und richtig ist, muss deshalb nicht unbedingt auch für mein Gegenüber gelten. Vielleicht sieht der andere die Dinge anders, daher ist für ihn etwas anderes richtig.

*Kommunikationstheorien* beschäftigen sich damit, wie Menschen kommunizieren. Kommunikation ist wesentliche Voraussetzung für das Fortbestehen eines Systems. Damit das System erhalten bleibt, müssen die Elemente in Austausch miteinander sein. Zwischen Menschen geschieht das durch Kommunikation, im Wesentlichen durch die gesprochene Sprache, aber auch durch Schriftsprache, Körpersprache, Körperkontakt, Übergabe von Gegenständen und anderes mehr. Im therapeutischen Zusammenhang sind zum Beispiel eingefahrene Kommunikationsmuster, Missverständnisse, Tabus, Schwierigkeiten, etwas auszudrücken, Fragetechniken usw. von Bedeutung.

Die systemische Therapie zeichnet sich durch ein humanistisch orientiertes Menschenbild aus. Sie sieht den Menschen weder als eine Reiz-Reaktions-Maschine, wie der Behaviorismus dies tut, noch als hauptsächlich von unbewussten Kräften gesteuert, worauf psychodynamische Theorien ihren Fokus legen. Unter vielleicht manchmal zu starker Ausblendung dieser Aspekte, besonders der Wirkkraft unbewusster Dynamiken, wird der Blick auf die Möglichkeit der bewussten und aktiven Selbststeuerung gelegt, die den Menschen befähigt, sich Ziele zu setzen, zu entscheiden, welche Dinge er in seinem Leben ändern möchte, und dies auch in Angriff zu nehmen. Die eigene Entwicklung und die Beseitigung von Problemen werden als grundlegende Ziele im menschlichen Leben angesehen. Im Prinzip besitzt jeder Mensch auch die dafür notwendigen Ressourcen. In den Fällen, in denen sie nicht genügend zugänglich sind, kann ein Therapeut behilflich sein, eine neue Sichtweise zu gewinnen, Kräfte zu aktivieren, die bisher nicht wirksam werden konnten, oder eine Vorstellung davon zu entwickeln, wie das Leben ohne das jeweilige Problem aussehen kann, und Maßnahmen einzuleiten, dorthin zu gelangen.

Der systemische Therapeut ist nicht derjenige, der eine Lösung für das Problem anzubieten hat. Er weiß nicht besser, was für den Klienten gut oder richtig ist, als dieser selbst. Er zielt meist auch nicht darauf ab, die Ursache des Problems zu finden. Wer als Klient eine Therapie beginnt, steckt in der Regel schon längere Zeit in einer schwierigen Situation. An ihr sind fast immer auch andere Menschen beteiligt (da jeder Mensch sich in Systemen befindet). Aufgrund vielfältiger Kommunikationen, der Selbsterhaltungstendenz von Systemen auch dann, wenn Probleme vorhanden sind, und einer Reihe von erfolglosen Problemlösungsversuchen ist die Entstehung des Problems oft nicht mehr klar nachvollziehbar. Die Situation erscheint festgefahren. Der systemische Therapeut kann neue Impulse geben, neue Erfahrungen ermöglichen, irritierende Fragen stellen und somit neue Perspektiven generieren. Ziel ist dabei oft, statt des problembehafteten Verhaltens ein alternatives Verhalten auszuprobieren. Oftmals lösen sich dadurch

Konflikte, wenn man Dinge anders macht oder andere Dinge macht als bisher.

Dabei befindet sich der Therapeut, nicht nur der systemische, in einem Dilemma, denn er kann vorher nicht sicher wissen, was es genau bewirken wird, wenn er etwas tut (eine bestimmte Frage stellt, einen Vorschlag äußert, eine körperliche Berührung ausführt usw.). Der Klient, wie jeder Mensch, steckt nicht nur in Systemen, er ist auch selbst ein System, also ein Zusammenspiel aus vielen verschiedenen Elementen: dem Körper mit seinen Teilen wie Organen, Blutkreislauf, Gehirn, Stoffwechsel, Hormonsystem, Botenstoffen etc., dem Geist mit allen Erfahrungen, die er mit anderen Menschen und der Welt gemacht hat, den individuellen Vorlieben und Abneigungen, den Werten und Wünschen, den Gefühlen usw. und der Seele mit ihren Kräften, Erfahrungen und unbewussten Dynamiken. Eine der Folgerungen aus der systemtheoretischen Sichtweise ist die der Unmöglichkeit einer kausalen Intervention: Ich kann nicht sicher sein, was ich für eine Intervention machen muss, um eine bestimmte gewünschte Wirkung zu erzielen. Und auch andersherum weiß ich nicht sicher, was geschehen wird, wenn ich etwas Bestimmtes tue. Ich kann als Therapeut einen Input in das System »Klient« geben, aber was sich als Effekt ergibt, hängt vom Klienten ab.

Folglich muss sich der systemische Therapeut immer sehr individuell auf seine Klienten einstellen. Was als Intervention bei dem einen Klienten hilfreich war, kann bei einem anderen wirkungslos oder nachteilig sein. Der Achtung des Klienten als einzigartigen, eigenständigen, selbst entscheidenden und für sich verantwortlichen Wesens kommt daher eine sehr hohe Bedeutung zu.

### 1.1.3 Besonderheiten des Konzeptes

Das in diesem Buch dargestellte Konzept mit seinen Grundannahmen, Zielsetzungen und Arbeitsformen entwickelt bestehende Ansätze der Lerntherapie weiter und schließt damit auch eine Lücke hinsichtlich der derzeit angebotenen Ausbildungen. Insbesondere sind diese Aspekte wichtig: Zunächst wird die *systemische Perspektive* stärker berücksichtigt, als das bislang geschehen ist. »Das Kind spiegelt sich in die Welt«, sagt Joachim Bauer (2006, S. 57), und beschreibt damit das bereits unmittelbar nach der Geburt einsetzende permanente wechselseitige Aufnehmen und spiegelnde Zurückgeben von Signalen zwischen dem Kind und seinen Bezugspersonen. Dieses Aussenden von

Signalen und der Aufnahme der Reaktion ist vermutlich die wichtigste Grundlage für das gesunde Aufwachsen von Kindern. Damit wird deutlich, welche Bedeutung dem unmittelbaren sozialen Umfeld des Kindes zukommt. Entsprechend muss es in eine lerntherapeutische Arbeit mit einbezogen werden.

Die zweite Besonderheit besteht in der ganzheitlichen Betrachtung des Kindes, und zwar unter besonderer Berücksichtigung der *seelischen Ebene*. Wir sehen als unangemessen wahrgenommenes Verhalten in der Regel als Ausdruck seelischer Nöte an (mehr dazu im Abschnitt 4.3, »Therapeut-Kind-Interaktion«). Der Einbezug der Möglichkeit ungelöster seelischer Konflikte wie Ängsten oder Selbstwertproblemen und ihrer Wirkkraft bezüglich des Verhaltens des Kindes in die Arbeit mit dem Kind und seiner Umwelt ist ein entscheidender Aspekt unseres Verständnisses von Lerntherapie. Wir möchten daher für die innerseelischen Vorgänge der Klienten sensibel machen und Möglichkeiten aufzeigen, auf sie einzugehen. Mehr als bei Erwachsenen, deren Sicht auf die Welt auch sehr unterschiedlich ist, gilt bei Kindern, dass sie buchstäblich in ihrer jeweils individuellen, eigenen Realität leben. Diese individuelle Wirklichkeit, auch die innerseelische, muss wahrgenommen und mit berücksichtigt werden.

Schließlich möchten wir für praktisch tätige oder in Ausbildung befindliche Lerntherapeuten die Bedeutung der *Erfahrungsebene* hervorheben, da sie es in erster Linie ist, die das Lernen ermöglicht. Zum Beispiel können Sie einen Text darüber lesen, dass Perspektivenübernahme wichtig ist, also dass Sie sich in die Situation des Kindes hineinversetzen sollen und ihm für das Problem keine Lösung präsentieren sollen – oder Sie können im Rollenspiel Ihrem Gegenüber ein eigenes Problem schildern, hören, wie es sagt »Dann mache mal das und das«, und dann die Abwehr spüren, die Sie gegen diese Lösungsmöglichkeit haben, weil es eben nicht Ihre Lösung ist, sondern die Ihres Gegenübers. Erst dieses Gefühl, dass Sie Ihre eigene Lösung brauchen, macht das Verständnis für das Thema »Perspektivenübernahme« vollständig. Erst dann sind Sie wirklich in der Lage, sich mit Lösungsvorschlägen für die Probleme anderer zurückzuhalten.

### 1.1.4 An wen richtet sich die systemische Lerntherapie? (Indikationen)

Die systemische Lerntherapie, wie sie in diesem Buch beschrieben wird, ist gedacht für Kinder etwa zwischen dem sechsten und zwölften Lebensjahr und ihre Eltern. Für Familien mit jüngeren oder auch älteren Kindern sind nach unserer Meinung andere Konzepte nützlicher (Familientherapie, individuelle Therapieformen). Die meisten betroffenen Kinder bzw. Eltern kommen zu uns, weil sie Schwierigkeiten mit der Schule haben und denken, dass sie sie nicht allein bewältigen können. Diese Indikation reicht uns aus. Formeller gefasst heißt das: Für Kinder mit Schwierigkeiten beim Lese- und Rechtschreiberwerb, beim Erwerb von Rechenfähigkeiten oder kombinierte Schwierigkeiten beim Erwerb schulischer Fähigkeiten, die nicht auf eine Intelligenzminderung zurückzuführen sind, ist eine systemische Lerntherapie angezeigt. Ebenso sind Kinder und ihre Eltern gut bei einer systemischen Lerntherapie aufgehoben, deren Schwierigkeiten im sozialen Verhalten (Integration/Anpassung an Gruppen) zu Schul- oder Leistungsverweigerung, Gewalt oder Rückzug führen und mit einem gleichzeitigen Aufbau von schulischen Defiziten verbunden sind.

Der Klient in unserer systemischen Lerntherapie ist nicht allein durch das Kind repräsentiert, sondern durch die Familie. Wenn wir sagen, ein Kind kommt zu uns in die Therapie, ist damit das ganze Umfeld des Kindes gemeint und ganz besonders seine Eltern. Der spezielle Aufbau und die Prinzipien einer systemischen Lerntherapie lassen sie für Eltern geeignet erscheinen, die sich darüber im Klaren sind, dass jedes Verhalten ihres Kindes einen »guten Grund« hat und funktionaler Bestandteil der Beziehungen zwischen Kind und Schule sowie zwischen Kind und Eltern ist. Und die sich auch darüber im Klaren sind, dass die Fähigkeit zur »Heilung« in jedem selbst und in den Möglichkeiten der Gestaltung von Beziehungen liegt. Unser Ansatz ist darüber hinaus sehr geeignet für Eltern, die sich über diese Dinge noch nicht im Klaren sind. Ganz besonders ist unser Ansatz für Eltern geeignet, die diese Zusammenhänge abstreiten, denn dafür haben auch sie einen guten Grund, wobei dieser unmittelbar das Verhalten ihrer Kinder auslösen kann und somit eine erste Intervention nahelegt.

## 1.2 Haltung und Menschenbild

### 1.2.1 Die Arbeit mit Kindern

In früheren Zeiten spielten Strenge, Verbote und Bestrafung (z. B. der Lehrer mit dem Rohrstock) im Umgang mit Kindern eine viel größere Rolle als heute. Kinder wurden oft als kleine Erwachsene behandelt, die sich entsprechend zu benehmen hatten. Solcherart Erziehungspraktiken sind heute glücklicherweise weitgehend verschwunden. Andererseits waren Kinder auch viel sich selbst überlassen, konnten alleine draußen spielen und die Umgebung erkunden und mussten Begegnungen mit anderen Kindern ohne elterliche Hilfe regeln und bewältigen. Heute werden Kinder oftmals sehr stark beachtet und mit Aufmerksamkeit bedacht, weil sie etwas Besonderes geworden sind, sodass die selbst initiierte Beschäftigung weniger stattfindet. Sie werden behütet, Verbote und Grenzen zu setzen finden viele Eltern überholt. Eine Vielzahl von Medien lädt zum Konsum ein, viele Kinder leiden unter Bewegungsmangel und einer Unterentwicklung der Koordinationsfähigkeiten. Gleichzeitig sehen sich die Eltern oft überfordert, bedingt durch eigene Ansprüche sowohl an sich als auch an das Kind sowie auch durch gesellschaftliche Normen. Bei manchen Kindern kommt aufgrund von Trennung der Umstand eines abwesenden Elternteils hinzu.

Worum nun geht es bei der Arbeit mit Kindern? Was ist das Besondere daran? Welches ist der entscheidende Punkt, der diese Arbeit glücken lassen kann? Hier spielen die grundlegenden Annahmen des Lerntherapeuten, wie Kinder sind und wie man sie behandeln muss, eine bedeutende Rolle. Es geht darum, mit welcher inneren Haltung wir Kindern gegenübertreten. Allgemeiner gefasst geht es um das *Menschenbild*, das wir in uns tragen und von dem aus wir andere Menschen betrachten und mit ihnen umgehen. Mit »Menschenbild« ist der ganz grundlegende Glaube bezüglich dessen gemeint, wie der Mensch ist und funktioniert – zum Beispiel, ob er eher ein rationales oder ein emotionales Wesen ist, ob er unveränderliche Eigenschaften besitzt, ob er gut oder schlecht ist, ob er auf Zusammenarbeit oder Kampf angelegt ist, ob es so etwas wie ein Unbewusstes gibt, ob zu viel Liebe nur verwöhnt, ob man Kinder erziehen muss oder ob sie von alleine wachsen usw. Auf der Basis dieses Menschenbildes gestaltet sich auch die lerntherapeutische Arbeit. Für das bewusste Arbeiten und die Möglichkeit, sich auf den Klienten und *seine* Wirklichkeit einlassen zu können, ist es gut, das eigene Menschenbild möglichst gut zu kennen. Wir können dafür im Rahmen dieses Buches keine Vorschläge machen, möchten aber dazu ermuntern, darüber zu reflektieren bzw. auch Weiterbildungen oder Selbsterfahrungskurse zu besuchen, die helfen, sich dem Thema weiter zu nähern. Unser Ansatz, das wird in diesem Buch an verschiedenen Stellen deutlich werden, ist von einem humanistischen Menschenbild getragen.

Im Folgenden möchten wir in diesem Zusammenhang einen Aspekt erläutern, der ein wichtiges Element unseres lerntherapeutischen Verständnisses darstellt. Er gehört einerseits zu unserem Menschenbild und hat andererseits auch praktische Konsequenzen für die lerntherapeutische Arbeit: *Unangemessenes Verhalten ist ganz oft Ausdruck ungelöster, meist emotionaler oder seelischer Konflikte im Menschen. Diese Konflikte wiederum liegen meist in Umweltfaktoren (mit) begründet, die die Bedürfnisse des Menschen unerfüllt gelassen haben.* Mit unangemessenem Verhalten sind Interaktionen gemeint, die zum Beispiel auf andere verletzend wirken oder von ihnen mehr Reaktionen und Aufmerksamkeit verlangen, als sie ansonsten gegeben hätten. Typische Beispiele wären Wutausbrüche, Anschreien, körperliche Angriffe, Teilnahmslosigkeit, Weglaufen, Anlügen, Verweigerungen, psychische Verletzungen. Unangemessenes Verhalten wird oft auch als »originelles Verhalten« bezeichnet. Der Vorteil dieser Bezeichnung liegt darin, dass nicht etwas Defizitäres oder Schuldhaftes ausgedrückt wird, sondern das Konstruktive im Verhalten gesehen wird. Für gezeigtes Verhalten gibt es immer einen guten Grund, und es hat einerseits eine beziehungsgestaltende Funktion, andererseits stellt es zumeist eine Reaktion auf die Umwelt dar. Wenn das, was das Kind tut, von der Umwelt als unangemessen wahrgenommen wird, hat das Kind einfach keine bessere Möglichkeit zu reagieren. Die Personen in der Umwelt des Kindes finden es unangemessen, weil es nicht ihren Bedürfnissen und Erwartungen entspricht. Für das Kind ist sein Verhalten jedoch richtig und passend, es kommt für die anderen Personen also darauf an, diesen Sinn ebenfalls zu erkennen.

Ein Kind, das solch ein unangemessen erscheinendes Verhalten zeigt, trägt auch eine Not in sich. Diese Not besteht oft aus Angst oder Unsicherheit, das heißt einem niedrigen Selbstwertgefühl. Die Frage ist nun: Liegt die Ursache für das beobachtete Verhalten letztlich im Kind oder in seiner Umwelt? Je nachdem, wie man diese Frage beantwortet, werden auch die einzuleitenden Maßnahmen ausgewählt. Wir glauben: Die entscheidenden Faktoren sind meistens in der Umwelt des Kindes zu suchen, also im System. Das Modell für die Entstehung vieler Problematiken bei Kindern, das wir vertreten, ist zusammenfassend in Tabelle 1 dargestellt.

| Aktuelle Bedingungen | | Emotionen | | Symptome | | Veränderte Bedingungen |
|---|---|---|---|---|---|---|
| soziale und physische Umwelt, Erfahrungen | → | Angst, Unsicherheit, bedrohter Selbstwert | → | z. B. Gewalt, Apathie (auch ADS/ADHS) | → | Reaktionen der Umwelt |
| *Umwelt-ebene* | | *psychische Ebene* | | *Verhaltens-ebene* | | *Umweltebene* |

*Tab. 1: Modell für die Entstehung unangemessenen Verhaltens*

Mit dem Symptom drückt das Kind eine innere Not aus. Was von anderen als unangemessenes und damit auch unerwünschtes Verhalten angesehen wird, resultiert aus dem Unvermögen des Kindes, besser mit einer als bedrohlich empfundenen Situation umzugehen. Dieses Modell beschreibt den Defizitraum. Es lässt sich genauso auf den Möglichkeitsraum anwenden: In dem Moment, wo sich die Umwelt wandelt und für das Kind andere, positive, konstruktive Erfahrungen bereitstellt, wandeln sich auch Emotionen und Verhalten des Kindes.

Wenn wir von dieser Voraussetzung ausgehen, wie Probleme beim Lernen oder beim Verhalten von Kindern entstanden sind, leitet sich daraus auch ab, wie anzusetzen ist, damit man helfen kann. Es scheiden diejenigen therapeutischen Methoden aus, die lediglich aus Training mit dem Kind bestehen. Demgegenüber erlangen solche Methoden, die am Umfeld des Kindes ansetzen, eine hohe Bedeutung.

Im Griechischen bedeutet *methodos* »Weg«, das heißt, die Methode ist der Weg dafür, ein Ziel zu erreichen. Wenn ich von A nach B will, stellen sich drei Fragen: Erstens – wo starte ich (wie sieht A aus, was gibt es da, was fehlt)?, zweitens – wo will ich hin (was genau kennzeichnet B, was will ich erreichen)?, und drittens – welchen von den möglichen Wegen wähle ich aus, um ans Ziel zu kommen? Für uns spielt eine besondere Rolle, dass die Menschen verschieden sind und es daher nicht die eine Methode gibt, die immer für alle passend ist. »Die Methode« ist daher nicht, alle denselben Weg beschreiten zu lassen, sondern mit jedem Klienten individuell zu sehen, wie ein guter Weg aussehen kann.

### 1.2.2 Empathie und therapeutische Arbeit

Damit wir dem Kind helfen können, es begleiten können auf seinem Weg, ist vor allem eines notwendig: Empathiefähigkeit. Sich in das Kind und seine Realität einfühlen zu können, es spiegeln zu können in seinen Nöten, aber auch in seinen Bedürfnissen und seinen Erfolgserlebnissen ist das Wichtigste, das der Therapeut leisten können muss. Dies kann umso besser gelingen, je größer die Bandbreite der Erfahrungen des Therapeuten ist, weil diese eigenen Erfahrungen es erst ermöglichen, den anderen verstehen und sich in seine Wirklichkeit hineinversetzen zu können. Diese Empathiefähigkeit ist die entscheidende Voraussetzung für das Gelingen einer zwischenmenschlichen Beziehung (Belege dafür liefert die neuere Hirnforschung, vgl. z. B. Joachim Bauer 2006). Die Beziehung zwischen Therapeut und Klient wiederum ist der bedeutendste Wirkfaktor in der Psychotherapie (Studien zu dieser Frage wurden z. B. von Grawe 2004, Grawe u. Grawe-Gerber 1999, Wampold et al. 2018, Duncan et al. 2010 sowie von Lambert 1992 durchgeführt). Dies ist genauso für die Lerntherapie anzunehmen, auch wenn sie keine Psychotherapie im engeren Sinne ist, da es bei beiden im Wesentlichen um die Begleitung eines Menschen geht.

Zwar ist unsere grundsätzliche Perspektive, dass in der lerntherapeutischen Arbeit hauptsächlich beim Umfeld des Kindes anzusetzen ist (bei Eltern, Geschwistern, Lehrern, Nachhilfelehrern, Freunden etc.). Gleichzeitig sind die Problematiken der Kinder jedoch individuell verschieden, ihre spezifischen bisherigen Lebens- und Lernerfahrungen werden sich immer unterscheiden und können sich auch innerhalb der Therapie verändern, ohne dass wir darauf bewusst Einfluss genommen hätten. Manche Kinder haben guten Zugang zu einem bestimmten Entspannungsverfahren und zu einem anderen nicht, zu bestimmten Bewegungsspielen oder -übungen usw. Daher sollte der Therapeut über eine Vielzahl von Techniken, Methoden, Spielen etc. verfügen, um bei der Intervention jeweils etwas Passendes auswählen zu können. Dabei kommt der Empathiefähigkeit eine wichtige Rolle zu, weil sie es ermöglicht, adäquat auf das jeweilige Kind und seine Situation reagieren zu können. Diese Beziehungsfähigkeit ist die wichtigste Voraussetzung, das heißt die Möglichkeit, eine tragfähige zwischenmenschliche Beziehung zum Kind herzustellen. Sie speist sich aus dem Reifegrad der Persönlichkeit, der Empathiefähigkeit und der Bereitschaft zur Selbstreflexion.

Therapeutische Arbeit kann umso besser gelingen, je besser man die eigenen Themen außen vor lassen kann (empfundene Unzulänglichkeiten, frühere Kränkungen, Bedürfnisse, Ängste, Vorurteile etc. – also insgesamt die Schattenseiten) oder zumindest je mehr man sich ihrer bewusst und in der Lage ist, sie vorübergehend auszuklammern. Kein Mensch ist perfekt, jeder hat an der ein oder anderen Stelle die Möglichkeit, an sich zu arbeiten – das gehört zu unserem Menschsein. Genau die Bereitschaft dazu ist eine der wichtigsten Voraussetzungen, wenn ein Therapeutenberuf angestrebt wird.

Den Begriff *Therapeut* verstehen wir im ursprünglichen griechischen Sinne als »Diener« oder »Begleiter«. Als Begleiter auf dem Weg des Lebens, der Entwicklung und beim nächsten gerade anstehenden seelischen Reifungsschritt. Ganz entscheidend dafür ist die Fähigkeit, wahrzunehmen, was das Gegenüber gerade braucht, das heißt menschlich braucht, und darauf adäquat zu reagieren, das heißt, ihm beim Suchen und im besten Fall auch Finden zur Seite zu stehen.

### 1.2.3 Therapeutisches Selbstverständnis

Wir befürworten eine therapeutische Haltung, die sich an den zentralen Forderungen des Begründers der Gesprächspsychotherapie, Carl Rogers (vgl. 1994), orientiert: Empathie, Wertschätzung und Authentizität. Über Empathie als wichtigste Grundlage der zwischenmenschlichen Beziehung haben wir im vorigen Abschnitt schon gesprochen. Durch die Wertschätzung des Klienten drückt der Therapeut auch eine Gleichwürdigkeit aus. Zwar besteht in der Therapeut-Klient-Beziehung immer eine durch die Rollen bedingte Ungleichheit, doch darf dies nicht zu Überlegenheitsgefühlen des Therapeuten führen - »Du hast das Problem, und ich habe die Lösung«. Vielmehr liegt in der Wertschätzung, die der Therapeut dem Klienten entgegenbringt, auch eine Akzeptanz seiner Andersartigkeit. Diese ist weder minder- noch höherwertig, sondern stellt lediglich eine andere Form des Seins dar, sodass das, was als problematisch erlebt wird, sowie auch die mögliche Lösung für das Problem aus Klientensicht anders erscheint als für den Therapeuten. Schließlich liegt im Erkennen des Wertes des anderen Menschen implizit auch das Zutrauen, dass er seine Lösungen selbst finden kann. Authentizität als dritte Forderung ist die Voraussetzung für eine echte Begegnung zwischen Menschen. Die therapeutische Beziehung lebt von der Begegnung zweier Menschen, nicht von Fassaden. Dazu gehört für den Therapeuten, bei sich zu sein und das eigene Innere möglichst gut wahrnehmen zu können.

Der wichtigste Wirkfaktor in der Psychotherapie ist die Therapeut-Klient-Beziehung, das haben wir bereits erwähnt. Konkrete Methoden und Techniken treten demgegenüber in den Hintergrund. Entsprechend muss nach unserem Dafürhalten auch die Haltung des Therapeuten sein, vorrangig auf eine gesunde und konstruktive Beziehung zum Klienten zu achten, und nicht darauf, ein bestimmtes Programm abzuarbeiten oder einem vorab festgelegten Fahrplan zu folgen. Dazu gehört manchmal sehr viel Flexibilität: Wenn man sich für die anstehende Stunde mit einem Kind etwas Besonderes überlegt hat, um ihm weiterzuhelfen, und vielleicht sogar stolz auf einen originellen Einfall ist, dann jedoch feststellen muss, auf keinerlei Resonanz zu stoßen, weil das Kind etwas anderes beschäftigt oder es sich heute gar nicht richtig öffnet – dann muss man den Plan vergessen und sich vor allem voll und ganz auf das Kind und seine Realität einstellen. »Erziehung ist Beziehung«, bringt der dänische Familientherapeut Jesper Juul dieses Thema auf eine kurze Formel. Das gilt ebenso für die Lerntherapie: Im Vordergrund steht die Beziehung, die der Lerntherapeut zum Kind und seinen Eltern aufbaut. Die Gestaltung dieser Beziehung und damit auch die Qualität, die diese Beziehung erlangt, liegt in der Verantwortung des Lerntherapeuten. Das ist seine wichtigste Aufgabe. Wie er sie bewältigt, wird stärksten Einfluss auf Erfolg bzw. Misserfolg der therapeutischen Arbeit haben.

Der dritte Aspekt, der uns in diesem Zusammenhang wichtig ist, heißt Ressourcenstärkung statt Defizitorientierung. Sicherlich kommen Eltern mit ihren Kindern in die Lerntherapie, weil sie bestimmte, oft konkret benennbare Defizite wahrnehmen. Ziel soll dann sein, diese Defizite zu beseitigen. In früheren Zeiten war der Ansatz, sich dann eben mit genau diesen Defiziten zu beschäftigen. Wenn heute ein Kind Nachhilfe erhält, obwohl eine Lerntherapie angezeigt wäre, dann geschieht genau diese Fokussierung auf das Defizit – nur, welche Folgen hat das? Das grundlegende Problem liegt darin, in diesem Ansatz ausschließlich die Perspektive der Eltern und der Lehrer einzunehmen (»Das Kind muss richtig lesen können«). Dies ist aber nicht die Perspektive des Kindes. Es steckt bereits so tief in der Problematik von Versagensgefühlen, Angst und Stress, dass kein Raum mehr für einen Wunsch wie »Ich will lesen lernen« da ist. Andernfalls würde es lesen lernen und nicht in die Lerntherapie gebracht werden. Um mit dem Kind arbeiten zu können, um überhaupt eine Aussicht auf langfristigen Erfolg zu haben, muss man als Erstes den Fokus vom

Defizit wegnehmen: »So, du kannst nicht lesen. Also, das interessiert mich im Moment nicht so sehr. Was machst du eigentlich gern? Ah, Basteln (oder Fußballspielen oder Musikhören oder Zusammensein mit Freunden oder was auch immer). Okay, dann basteln wir jetzt etwas.« Wenn es um das Defizit geht, wird der Druck auf das Kind erhöht, das fühlt es sehr stark, und das führt unmittelbar zu dem Verhalten, das als unangemessen wahrgenommen wird. Anders gesagt, wir laden das Kind regelrecht dazu ein, dieses Verhalten zu zeigen. Wenn das Kind sich entwickeln und entfalten soll, dann müssen wir mit den Dingen beginnen, die das Kind kann bzw. die es gern macht. Auf diese Weise kann der Therapeut zum Begleiter auf dem Weg werden. Ein wichtiger Aspekt dabei ist, mit dem Kind einen Kontext zu gestalten, in dem es neugierig auf seine Umwelt reagieren darf. Das schafft die Möglichkeit, auch wieder Neugier auf Wörter und Geschichten wachsen zu lassen, was wiederum Voraussetzung ist für die Bereitschaft, lesen und schreiben zu lernen.

Der Begriff »Defizit« bezeichnet im normalen Sprachgebrauch einseitig etwas Fehlendes: eine nicht vorhandene Kompetenz, eine Minderleistung, mangelndes Wissen, ein Unvermögen, etwas Bestimmtes zu tun usw. Abweichend davon möchten wir die gestalterische Funktion von Defiziten ebenso betonen. Indem jemand etwas nicht kann, nicht weiß oder nicht versteht, beeinflusst er seine sozialen Beziehungen oftmals dahin gehend, etwas bestimmtes anderes damit zu erreichen. Was das im Einzelfall genau ist, ist sehr unterschiedlich: Es kann konkrete Hilfe sein (was ich selbst nicht kann, macht jemand anders für mich), es kann Aufmerksamkeit sein (wenn ich die Aufgaben nicht alleine löse, setzt sich meine Mutter dazu und erklärt sie mir) oder auch emotionale Zuwendung (wenn ich meine Probleme nicht selbst in den Griff bekomme, brauche ich immer wieder Gespräche und Trost von Freunden; solange ich nicht lerne, mich abzugrenzen und Nein zu sagen, opfere ich mich zwar für andere auf und setze dadurch vielleicht meine Gesundheit aufs Spiel, bekomme aber auch ihren Dank und riskiere nicht den Verlust von Freundschaft oder Liebe). Das bedeutet in unserem Zusammenhang, Defizite der Kinder nicht isoliert und nur negativ zu sehen, sondern auch Ausschau danach zu halten, welche Vorteile möglicherweise aus ihnen erwachsen, das heißt, welche beziehungsgestaltende Funktion sie haben, und dies in die Arbeit miteinzubeziehen. In diesem Sinne werden wir den Begriff »Defizit« im Weiteren auf der Basis eines systemisch-lösungsorientierten Verständnisses verwenden.

Über die Bedeutung der Erfahrungsebene haben wir in Abschnitt 1.1.3 schon gesprochen. Im Abschnitt 4.1.2 (»Lernen durch Erfahrung«) stellen wir den Zusammenhang von Erfahrung, Lernen und Entwicklung in einer Entwicklungsspirale dar. Dieser Zusammenhang hat auch eine Bedeutung für das therapeutische Selbstverständnis. Wenn die Qualität der therapeutischen Arbeit stark aus der Empathiefähigkeit resultiert und diese wiederum durch Erfahrungen erweitert wird, dann haben wir es auch dabei mit einem Kreislauf zu tun. In diesem Kreislauf verstärken sich Erfahrungen und die dadurch breitere Verfügbarkeit von Handlungen und Gefühlen, die Empathiefähigkeit und die therapeutische Arbeit gegenseitig. Somit sehen wir nicht nur den Klienten, sondern auch den Therapeuten beständig auf einem Weg des Wachstums und der persönlichen Entwicklung. Eine Zusammenfassung des Kreislaufs bietet Abbildung 2.

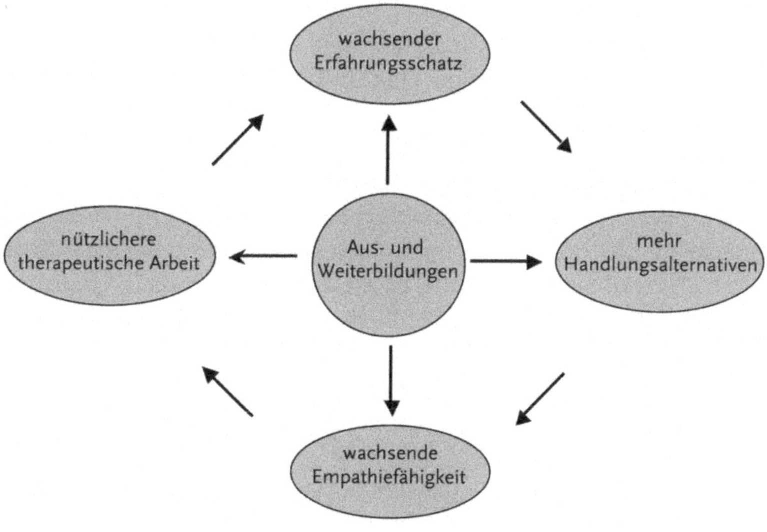


*Abb. 2: Entwicklung des Therapeuten und seiner Arbeit*

Wissenschaftlich untermauern lässt sich das Modell einerseits durch die Ergebnisse der Hirnforschung aus den letzten Jahren über die Spiegelneurone (vgl. z. B. Bauer 2006). Zum anderen haben die Befunde und Überlegungen zum »Lernen am Modell«, das Albert Bandura seit den 1970er-Jahren (vgl. 1986, 1997) im Rahmen seiner sozial-kognitiven Lerntheorie entwickelt und beschrieben hat, immer noch Gültigkeit.[2] Schließlich spielt ein wichtiges Ergebnis der Psychotherapieforschung eine Rolle: Entscheidender Faktor in der Therapie ist die zwischenmenschliche Beziehung zwischen Therapeut und Klient (und eben nicht die Psychotherapiemethode). Diesen Aspekt hatten wir im vorigen Abschnitt im Zusammenhang mit dem Begriff der Empathie bereits erläutert.

## 1.3 Gesellschaftlicher Kontext

### 1.3.1 Historische und aktuelle Entwicklungen

Bis vor nicht allzu langer Zeit dominierte bei Kindern mit Schulschwierigkeiten die Nachhilfe als Maßnahme der Wahl. Dieser rein pädagogische Ansatz besagt im Prinzip nichts anderes als Folgendes: Wenn das, was bisher getan wurde (also der schulische Unterricht), nicht funktioniert, dann machen wir mehr davon. Dieses Vorgehen kann nur im Ausnahmefall gelingen und führt in aller Regel nur zu mehr Druck und Enttäuschung auf allen Seiten. Daran ändern auch immer ausgefeiltere Übungs- und Trainingsprogramme, mit oder ohne Computereinsatz, nichts.

In den 1980er-Jahren leitete das von Dieter Betz und Helga Breuninger verfasste Buch *Teufelskreis Lernstörungen* (siehe 1998) eine Wende ein. Hier wurde, verhaltenstherapeutisch orientiert, erstmals gut dargestellt, dass Lernstörungen oft lediglich ein Symptom sind, deren Behandlung allein an der Problematik des Kindes vorbeigeht und daher keinen Erfolg bringt. Dieses Buch leitete einen Umschwung von

---

2 In der sozial-kognitiven Lerntheorie von Bandura geht es um das *Modelllernen*. Dieser Begriff fasst als Oberbegriff eine Reihe von Phänomenen der Beeinflussung von Beobachtern durch Modelle zusammen. Anders gesagt geht es darum, dass jemand etwas Neues lernt, indem er es bei einem anderen beobachtet, also ohne dass er es zunächst selbst praktiziert. Inhaltlich haben wir es dabei nicht nur mit praktisch durchführbaren Verhaltensweisen, sondern z. B. auch mit dem Umgang mit Emotionen, dem Erwerb kognitiver Kompetenzen, dem Erlernen von Regeln und der Auffassung und Beurteilung der Realität zu tun. Das Konzept unterstreicht die Bedeutung der Vorbildfunktion – z. B. der Eltern für ihre Kinder und von Therapeuten für ihre Klienten, bezogen auf alle möglichen Aspekte des Lebens. Eng verbunden mit dem Modelllernen ist die zweite Theorie Banduras, nämlich die der *wahrgenommenen Selbstwirksamkeit*. Ob gelerntes Verhalten auch tatsächlich praktiziert wird, hängt eng damit zusammen, ob man glaubt, es auch wirklich erfolgreich praktizieren zu können. Viele Untersuchungen zeigen, dass man bei Aufgaben umso mehr Anstrengungen unternimmt und umso ausdauernder ist, über je mehr Selbstwirksamkeit man verfügt. Die wahrgenommene Selbstwirksamkeit wiederum wird u. a. von neuen Erfahrungen beeinflusst: Sie nimmt zu, wenn man Erfolge des eigenen Handelns sieht. Solch ein für Menschen besonders bedeutsamer Erfolg ist z. B., von einem anderen Menschen wirklich gesehen und anerkannt zu werden (vgl. Abschn. 2.1.2).

reiner Nachhilfe, Trainingsprogrammen und dem zugrunde liegenden Gleichheitsgedanken hin zu einem individuumzentrierten Ansatz ein, der sich durch die Berücksichtigung der spezifischen Situation des einzelnen Kindes sowie auch seines Umfeldes auszeichnet. Dieter Betz und Helga Breuninger kommt somit das Verdienst zu, die Lerntherapie einen entscheidenden Schritt vorangebracht zu haben. Angesichts der neueren Erkenntnisse und Entwicklungen halten wir eine verhaltenstherapeutische Perspektive jedoch nicht mehr für zureichend. Eine ganze Reihe möglicher Interventionsformen sind bislang überhaupt nicht berücksichtigt worden. Aus unserer Sicht stellen insbesondere die Erkenntnisse aus der systemischen Therapie in den letzten Jahren wertvolle Ergänzungen dar. Sowohl von der Haltung dem Klienten gegenüber und bezüglich der therapeutischen Beziehung als auch von den konkreten Interventionstechniken her stehen hier für die Lerntherapie ideal passende Weiterentwicklungen zur Verfügung.

Die grundlegende Erkenntnis, dass Kinder oftmals nur Symptomträger sind, verbreitet sich erst langsam und hat sich noch nicht flächendeckend durchgesetzt. Seit kurzer Zeit erstarken beispielsweise biologistische Ansätze, die auf der Basis der immer genaueren Kenntnis der physiologischen Abläufe im Gehirn auf eine stärkere Steuerung des Menschen von außen abzielen. (Mehr dazu weiter unten am Beispiel der medikamentösen Behandlung durch Ritalin®.) Wir halten dies für eine gefährliche materialistische Haltung, die die seelische Ebene und ihre Wirkkraft zu stark außer Acht lassen kann.

Insgesamt beobachten wir in der Gesellschaft immer noch einen starken Wunsch nach Regeln, naturwissenschaftlich begründeten Interventionsformen und standardisierten Ablaufschemata, auch bei vielen Lerntherapeuten. Nach unserer Einschätzung hat dies mit dem Wunsch des Therapeuten oder des Begleiters zu tun, sich selbst als Mensch möglichst nicht mit in den Prozess begeben zu müssen. Es erscheint wohl einfacher, vermuten wir als Einstellung dahinter, für jedes Symptom und jedes Störungsbild ein Behandlungsschema anzuwenden. Diese Haltung vernachlässigt jedoch das Prozesshafte der menschlichen Entwicklung und die Wichtigkeit der therapeutischen Beziehung, deren Bedeutung inzwischen klar belegt ist. Daher kann eine therapeutische Arbeit mit vorgefertigten Behandlungsprogrammen nicht wirklich zu einem dauerhaften Erfolg führen.

Es keimt mittlerweile vielerorts die Einsicht, dass der Machbarkeit und Steuerbarkeit des Menschen von außen Grenzen gesetzt sind und es vielmehr um Entwicklung und Wachstum von innen heraus geht. Dies betrifft, auch im Kontext der Lerntherapie, nicht nur die Kinder, sondern die Erwachsenen gleichermaßen und letztlich ebenso den Lerntherapeuten, der mit einer betroffenen Familie zu tun hat. Auch in den Wissenschaften, die in manchen praktischen Fragen mit ihren Erkenntnissen der Lebenswirklichkeit erst nachfolgen, wird langsam deutlich, dass es die Objektivität, an die lange geglaubt wurde, nicht gibt und daher der Subjektivität des Einzelnen und seinen individuellen Erfahrungen eine größere Bedeutung zugesprochen werden muss als bisher.

Insbesondere in der Arbeit mit Menschen gilt, dass jede Person ein Individuum ist und in einer spezifischen Umwelt lebt, sodass es keine Schemata in der therapeutischen Arbeit geben kann. Eine in diesem Sinne sehr positive Entwicklung stellt die veränderte Gesetzgebung hinsichtlich der Verordnung des Wirkstoffes Methylphenidat dar, die eine Abkehr von einer gleichmacherischen Behandlung der Kinder mit ADHS-Diagnose bedeutet hin zu einer individuellen, auf den Einzelfall bezogenen therapeutischen Behandlung. Dies möchten wir im Folgenden etwas ausführlicher beschreiben.

Bei Kindern mit ADHS-Symptomatik ist die Gabe bestimmter Medikamente, die die Aktivität dämpfen, weit verbreitet. Das bekannteste dieser Medikamente ist Ritalin®. Ritalin® ist der Handelsname, also die Bezeichnung, unter der das Medikament im Handel erhältlich ist. Medizinisch bedeutsam ist der im Medikament enthaltene Wirkstoff; im Ritalin® ist der Wirkstoff das *Methylphenidat*. Methylphenidat gehört zur Gruppe der Amphetamine und wirkt ähnlich wie Koffein, Kokain oder Speed. Daher wird es teilweise auch als Aufputschmittel missbraucht, zum Beispiel von Studenten in Prüfungsphasen. Bei Kindern mit ADHS-Symptomatik wirkt es aufgrund des veränderten Hirnstoffwechsels jedoch beruhigend. Nach der Änderung der Arzneimittelrichtlinie zum 1.12.2010 dürfen solche Medikamente nicht mehr ohne Weiteres verschrieben werden. Bis dahin war der Wirkstoff faktisch ohne besondere Auflagen von jedem Arzt verschreibbar, und die Menge der verordneten Dosen stieg von 1997 bis 2006 um das Zehnfache.[3] Seit Dezember 2010 muss die Diagnosestellung umfassender und gründlicher als vorher erfolgen, es dürfen nur noch Spezialisten für Verhaltensstörungen bei Kindern und Jugendlichen

3 Pressemitteilung der Bundespsychotherapeutenkammer von 24.9.2010.

verordnen, und die Therapie soll zur Überprüfung des Nutzens regelmäßig unterbrochen werden. Vor allem aber darf Methylphenidat erst dann eingesetzt werden, wenn eine nichtmedikamentöse Behandlung wie zum Beispiel eine Psychotherapie nicht erfolgreich war, und auch stets nur ergänzend zu anderen Therapieformen verschrieben werden, nicht mehr als alleinige Therapie.

Ein anderer seit einiger Zeit verordneter Wirkstoff ist das *Atomoxetin* (Handelsname z. B. Straterra®). Es wird primär bei der Behandlung von Depressionen eingesetzt und hat einen anderen Wirkmechanismus als Methylphenidat. Da es nicht wie dieses zu den Stimulanzien gehört und damit nicht unter die neu gefasste Arzneimittelrichtlinie fällt, bestehen die oben beschriebenen strengen Auflagen für die Verschreibung nicht.

Ein medikamentöser Wirkstoff wie zum Beispiel Methylphenidat kann vorteilhaft dadurch sein, dass überhaupt erst ein Zugang zum Kind möglich wird und eine Psychotherapie begonnen werden kann, was ohne das Medikament nicht ohne Weiteres möglich wäre. Das Problem bis zum Zeitpunkt der Änderung der Arzneimittelrichtlinie war, dass solche Medikamente oft ohne weitere Therapie verschrieben wurden. Jede Person mit medizinischer Approbation durfte ein Rezept ausstellen, das heißt Hausärzte, Orthopäden und alle anderen Ärzte. Daher bestand die Gefahr, dass zwar dasjenige Symptom beim Kind, das insbesondere für die Umwelt den meisten Leidensdruck erzeugte, beseitigt wurde, jedoch ohne dass eine weiter gehende Arbeit mit dem Kind und seiner Familie begonnen wurde. Wenn ein Wirkstoff funktioniert, sei es Methylphenidat, Atomoxetin oder ein beliebiger anderer, führt das zwar zum Verschwinden der Symptomatiken, was ja das Ziel ist. Damit reduziert sich auch der Leidensdruck im Umfeld des Kindes weitgehend. Infolgedessen sinkt bei vielen Klienten die Motivation, weitere Schritte zu unternehmen, stark ab. Wenn das Leben durch die Einnahme eines Medikamentes wieder normal funktioniert, besteht oft keine Bereitschaft mehr, etwas zu verändern. In diesem Fall wird jedoch das oftmals zugrunde liegende Beziehungsproblem auf die Kinder abgewälzt, denn sie müssen das Medikament einnehmen. Das entspricht nicht der ursprünglichen psychologischen und auch nicht der medizinischen Absicht.

In der Medizin besteht die Hauptabsicht der Medikation darin, zu stabilisieren. Antidepressiva sind ein gutes Beispiel dafür, sie können den Patienten nicht heilen, ihn aber von den drückenden Symptomen befreien, sodass ein Umgang mit der Depression möglich wird. Es gibt so gut wie keine Medikamente, die wirklich heilend wirken, im Prinzip wirken sie alle unterstützend. Sogar das Antibiotikum unterstützt im Grunde genommen lediglich das Immunsystem. Medikamente heilen nicht, aber sie unterstützen den Heilungsprozess. Dieser Heilungsprozess in dem Sinne, dass für den Menschen ein neues Gleichgewicht aufgebaut wird, muss auf anderem Wege vonstattengehen, und diesen Weg muss der Patient bzw. Klient selbst aktiv beschreiten.

Wirkstoffe wie Methylphenidat und Atomoxetin dämpfen nicht nur die ungewünschten Symptome, sondern auch oft das Gefühlsleben der Kinder. Damit geht auch ein Stück der Lebendigkeit verloren. Es wird für diese Kinder schwieriger, Wege zu einer wirklichen Lösung zu beschreiten, und es wird ihnen die Möglichkeit genommen, aus eigener Kraft erreichte Veränderungen zu erleben. Sie nehmen eine Pille, dann geht es ihnen besser – das wichtige Gefühl der Selbstwirksamkeit kann sich so nicht mehr entwickeln (vgl. Abschnitt 4.1.2, »Lernen durch Erfahrung«). Weiterhin wird bei einer medikamentösen Behandlung der konstruktive Anteil des Verhaltens der Kinder übersehen: Ihr Symptom ist auch ein Gestaltungsversuch. Es ist oft für die Kinder die einzige Möglichkeit, auf Einflüsse und Anforderungen der Umwelt zu reagieren und gleichzeitig die eigene Integrität zu wahren. Wenn das Kind erlebte Not nicht anders ausdrücken kann, wenn es keine andere Möglichkeit sieht, seine Grenzen deutlich zu machen, oder wenn es etwas ins System geben muss, weil alle anderen es nicht tun (wenn z. B. die Eltern ihre Aggressivität oder ihre Trauer unterdrücken und kaschieren), und vieles andere mehr, dann sind das Problemlöseversuche. Nur werden sie von der Umwelt nicht als solche erkannt und daher als falsch angesehen. Tatsächlich tun sie dem Kind meistens auch wirklich nicht gut, sodass aus doppeltem Grunde etwas zu unternehmen ist. Ziel dabei muss sein, nicht nur das Symptom zu beseitigen, sondern die Suche nach weiteren, anderen Problemlösestrategien zu ermöglichen und zu befördern.

Die gemeinsame Suche von Klient und Therapeut nach alternativen Möglichkeiten nicht nur des Verhaltens, sondern auch der persönlichen Reifung stellt unseres Erachtens das Fundament dar, auf dem die therapeutische Arbeit aufbaut. Der Therapeut weiß nicht von vornherein, was für den Klienten das Richtige oder am besten ist. Aber sie sehen sich gemeinsam an, was los ist, und gehen von dort aus weiter. Diese Haltung ist nicht in allen therapeutischen Ansätzen zu finden, sie verbreitet sich jedoch immer mehr und ist in der systemischen Therapie besonders ausgeprägt. Nicht umsonst ist die systemische Therapie von dem zuständigen wissenschaftlichen Gremium (dem Wissenschaftlichen Beirat Psychotherapie) im Dezember 2008 als wissenschaftlich anerkanntes Psychotherapieverfahren eingestuft und 2018 vom Gemeinsamen Bundesausschuss als viertes Richtlinienverfahren in den Leistungskatalog der gesetzlichen Krankenkassen aufgenommen worden – ein Status, den nur wenige Psychotherapieverfahren erreichen. Diese neueren, in unseren Augen guten Möglichkeiten der therapeutischen Arbeit möchten wir ein Stück weit auf das Feld der Lerntherapie übertragen und damit der lerntherapeutischen Arbeit neue Impulse geben.

### 1.3.2 Anwendungsfelder der Lerntherapie

Eine lerntherapeutische Begleitung kann in verschiedenen Kontexten stattfinden. In ihnen gelten jeweils spezifische rechtliche Bedingungen, die unter anderem regeln, wer Kostenträger ist, das heißt, wer die Kosten der lerntherapeutischen Begleitung übernimmt. Grundsätzlich ist der Begriff »Lerntherapeut« nicht geschützt, im Prinzip darf also jeder diese Tätigkeit ausüben. Eine lerntherapeutische Begleitung muss im rechtlichen Sinne keinen besonderen Anforderungen genügen, und es ist auch keine bestimmte Berufsausbildung vorgeschrieben. Jedoch können die Kostenträger im Rahmen ihrer Zuständigkeit Mindestqualifikationen verlangen.

Die unterschiedlichen Kontexte mit ihren jeweiligen Merkmalen werden in Tabelle 2 überblicksartig dargestellt und anschließend erläutert.

Ist der Leistungserbringer eine *Einrichtung*, dann arbeitet der Lerntherapeut im Auftrag einer Einrichtung und für diese Einrichtung, die meistens nicht nur lerntherapeutische, sondern auch andere Aufgaben hat. Er kann dort angestellt (das ist der Regelfall) oder als freiberuflicher Mitarbeiter tätig sein. Die letztendliche Verantwortung für die Durchführung der lerntherapeutischen Begleitung liegt bei der Einrichtung. Sie nimmt den Auftrag für die Begleitung entgegen und regelt die finanziellen Fragen. Der Lerntherapeut erhält den Auftrag für eine konkrete lerntherapeutische Begleitung und führt sie durch. Dafür wird er von der Einrichtung bezahlt. Die Einrichtung wählt ihre Mitarbeiter aus und legt dabei auch fest, welche Qualifikationen vorliegen müssen. Aus der Sicht des Lerntherapeuten initiiert die Einrichtung die lerntherapeutischen Begleitungen, er muss sich nicht selbst darum bemühen. Solche Einrichtungen können zum Beispiel Nachhilfeinstitute, Schulen mit sozialpädagogischer Nachmittags- oder Hausaufgabenbetreuung, Träger der Jugendhilfe und viele mehr sein.

| **Leistungserbringer** | **Wer initiiert?** | **Stellung des Lerntherapeuten** | **Anforderung an den Lerntherapeuten** | **Kostenträger** | **gesetzliche Grundlage** |
|---|---|---|---|---|---|
| Einrichtung (z. B. Schule) | Einrichtung | bei Einrichtung angestellt | regelt Einrichtung | i. d. R. Einrichtung | je nach Einrichtung |
| psychosoziale Beratungsstelle im Kontext der Hilfe zur Erziehung | Eltern | bei Einrichtung angestellt | regelt Jugendamt in Zusammenarbeit mit Beratungsstelle | Eltern oder Jugendamt | §§ 27–35a KJHG |
| freie lerntherapeutische Praxis | Eltern | a) arbeitet selbstständig und eigenverantwortlich<br>b) wird vom Jugendamt direkt oder über eine Einrichtung beauftragt | a) formal keine<br>b) regelt Jugendamt | a) Eltern<br>b) Jugendamt | a) § 1 Abs. 3 Satz 3 PsychThG<br>b) §§ 27–35a KJHG |

*Tab. 2: Kontexte der Lerntherapie*

Für die Arbeit der *psychosozialen Beratungsstellen* bildet das Kinder- und Jugendhilfegesetz (KJHG), das weitgehend dem Achten Buch des Sozialgesetzbuches (SGB VIII) entspricht, die rechtliche Basis, und zwar in § 27, »Hilfe zur Erziehung«, und den folgenden bis § 35a, »Eingliederungshilfe für seelisch behinderte Kinder und Jugendliche«. Mit der Umsetzung dieser Regelungen sind die Jugendämter beauftragt. Ziel ist es, solchen Familien Hilfe zukommen zu lassen, die mit der Erziehung ihrer Kinder überfordert sind oder deren Kinder eine seelische Beeinträchtigung aufweisen, die die Eltern allein nicht auffangen können. Wenn die entsprechenden Voraussetzungen vorliegen, besteht auf diese vom Jugendamt finanzierte Hilfe ein Rechtsanspruch.

Eine *freie lerntherapeutische Praxis* ist einerseits Anlaufstelle für diejenigen Eltern, bei denen das Jugendamt aus welchen Gründen auch immer nicht als Kostenträger auftritt und deren Kinder auch nicht in einer Einrichtung betreut werden bzw. die eine zusätzliche lerntherapeutische Begleitung wünschen. Dementsprechend tragen sie die Kosten für die Lerntherapie selbst. Andererseits kann die freie lerntherapeutische Praxis auch vom Jugendamt beauftragt werden, die Lerntherapie durchzuführen. Die im Anhang A beschriebenen rechtlichen Grundlagen (KJHG) gelten entsprechend.

Der freiberufliche Lerntherapeut unterliegt keinen Vorgaben oder Beschränkungen, als selbstständig Tätiger arbeitet er eigenverantwortlich und genießt weitgehende Freiheiten in seiner Arbeit, solange er die Grenzen zu den Domänen anderer Berufe nicht überschreitet. Dies verschafft ihm eine sehr unabhängige Position mit einem hohen Maß an gestalterischer Freiheit in der Ausübung seines Berufes.

Lerntherapie, wie wir sie verstehen und wie sie im Allgemeinen ausgeübt wird, gilt rechtlich als Beratung und kann daher frei angeboten werden, ohne dass gesetzliche Voraussetzungen oder Einschränkungen zu beachten wären. Die Abgrenzung zur Psychotherapie regelt das Psychotherapeutengesetz (PsychThG), das definiert, was Psychotherapie ist, welche nur von dafür speziell ausgebildeten Personen vorgenommen werden darf. Beratende Tätigkeiten außerhalb der Psychotherapie sind demgegenüber frei durchführbar und rechtlich nicht reglementiert. Mehr Informationen dazu finden sich im Anhang B.

## 1.4 Vorstellung der Fallbeispiele

Im Folgenden möchten wir Ihnen zwei Kinder vorstellen,[4] die wir lerntherapeutisch begleitet haben. Im weiteren Verlaufe des Buches werden wir diese beiden Fälle immer wieder aufgreifen, um die beschriebenen theoretischen Aspekte praktischer darzustellen.

*Sonja* kam durch einen freien Träger der Jugendhilfe zu uns. Sie war elf Jahre alt, eher etwas schüchtern und wohlgenährt. Ihr Hobby waren die Dinosaurier. Alles, was mit Dinosauriern zu tun hat, begeisterte sie. Durch ihren Betreuungshelfer erfuhren wir, dass

4 Die Namen in unseren Fallbeispielen wurden verändert.

sie (und somit auch ihre Familie) mit einer Dyskalkulie-Diagnose bedacht worden war. Er berichtete, dass Sonja ein sehr umgängliches Kind sei, er allerdings Probleme habe, mit ihr über schulische Dinge zu sprechen, besonders über Mathematik. Bei einem ersten Hausbesuch erfuhren wir, dass ihre Mutter, Frau Katzenbacher, mit ihrer Tochter allein zusammenlebte. Die Trennung der Eltern lag zwei Jahre zurück. Sonja hatte unregelmäßigen Kontakt zu ihrem Vater. Frau Katzenbacher berichtete auch, dass es ihr sehr schwerfalle, mit Sonja Hausaufgaben zu machen, besonders Mathematik. Durch ihre Klassenlehrerin erfuhren wir, dass Sonja sehr beliebt in der Klasse war und wunderschöne Bilder malte. Ihre Klassenlehrerin war von ihren künstlerischen Fähigkeiten beeindruckt. Ihre schulischen Leistungen waren unterdurchschnittlich. Gleich in mehreren Fächern hatte sie Probleme damit, den Anschluss zu halten, besonders in Mathematik.

Mit *Aaron* sind wir über das zuständige Jugendamt in Verbindung gekommen. Er war neun Jahre, recht tollpatschig und äußerst agil. Seine Leidenschaft war es, allein oder mit seinem Helfer Fußball zu spielen, wann immer es möglich war. Für die Familie war durch das Jugendamt eine Familienhilfe installiert worden. Von dieser Familienhilfe erfuhren wir, dass Aaron zusammen mit seinem kleinen Bruder, seiner Mutter und ihrem neuen Lebensgefährten zusammenwohnte. Seine Mutter und ihr neuer Lebensgefährte erwarteten außerdem Familienzuwachs. Aaron verfügte über die Diagnose ADHS, die ihm, zur großen Erleichterung seitens der Schule, von einem niedergelassenen Arzt ausgestellt worden war. In Gesprächen mit seiner Klassenlehrerin erfuhren wir, dass seine schulischen Leistungen anfangs überdurchschnittlich gewesen waren, zuletzt allerdings erheblich nachgelassen hatten. Obwohl die Förderlehrerin sowie auch die Familienhelfer davon sprachen, eine gute Beziehung zu Aaron aufgebaut zu haben, fiel es doch beiden schwer, ihn bei seinen schulischen Aufgaben zu unterstützen und sich mit ihm in den häufig vorkommenden Krisensituationen (etwa bei handgreiflichen Auseinandersetzungen mit anderen Schülern oder wenn er von zu Hause weglief) auseinanderzusetzen.

# 2 Theoretischer Hintergrund

## 2.1 Neurobiologie und die Folgen

### 2.1.1 Genetik und zwischenmenschliche Beziehungen

Warum ein Abschnitt über Genetik in diesem Buch, wo es doch oft heißt, Gene werden vererbt, stehen in ihrer Struktur fest und bestimmen so unsere Wesenseigenschaften? Nun, einfach deshalb, weil diese Annahme falsch ist, wie die Neurobiologie vor erst relativ kurzer Zeit herausgefunden hat. Zwar stimmt es, dass sich die *Struktur*, also der Aufbau der Gene, im Leben des Menschen nicht verändert. Nur ist dies gar nicht der springende Punkt, sondern es kommt folgender entscheidender Faktor hinzu: Die Aktivität unserer Gene wird *reguliert*. Ob sie aktiv sind, steht keinesfalls von vornherein fest, sondern die meisten Gene werden je nach Situation und Bedarf angeschaltet und auch wieder abgeschaltet. Es gibt einen ganz schönen Vergleich (er stammt von dem Genforscher Jens Reich, zit. nach Bauer 2013, S. 8), der besagt, dass unsere Gene wie ein Konzertflügel seien. Für jede Saite des Flügels steht der Ton, den sie erzeugt, fest, er ist nicht veränderbar. Sie muss aber erst angeschlagen werden, damit der Ton tatsächlich erklingt. Das Musikstück ergibt sich aus der Kombination der verschiedenen Töne, die ja keinesfalls alle konstant gleichzeitig erklingen dürfen, und es ist erst dann zu hören, wenn der Spieler, der am Flügel sitzt, zu spielen beginnt. Aus sich selbst heraus kann der Flügel keine Musik machen.

Was tun die Gene in unserem Körper, wofür sind sie da? Sie tragen unsere Erbanlagen, das heißt, unsere biologische Grundausstattung wird immer weitervererbt. Dies geschieht dadurch, dass die Gene die Baupläne für neu zu bildende Zellen in sich tragen. Im Rahmen unseres Themas, der Lerntherapie, haben die Gene ihre besondere Bedeutung, weil sie die Baupläne für bestimmte Substanzen im Körper liefern, die entscheidend für das Zusammenspiel aller Körperzellen und damit für unser gesamtes Erleben und Handeln sind. Diese Substanzen sind die *Proteine* (Eiweißstoffe), die alle wichtigen biochemischen Abläufe regulieren. Zu den Proteinen gehören neben den Enzymen und Hormonen auch die Botenstoffe (Transmitter) und Empfängerstationen (Rezeptoren), die für die Reizweiterleitung zwischen den Nervenzellen zuständig sind. Alle diese unzähligen kleinen Teile des Körpers spielen zusammen, und wenn irgendwo wieder ein Enzym benötigt wird, wird dasjenige Gen, das über den entsprechenden Bauplan verfügt, aktiviert, und so kann das Enzym korrekt hergestellt werden.

Ein Gen wird zur Herstellung eines Proteins aktiviert, indem quasi neben dem Gen ein Botenstoff andockt. Es gibt verschiedene Arten von Andockstationen und ebenso verschiedene Arten von Botenstoffen, und die Genaktivierung klappt nur dann, wenn beide zueinanderpassen. Die Deaktivierung des Gens, wenn das Protein nicht weiter hergestellt werden soll, funktioniert nach dem gleichen Prinzip. Jetzt sind wir bei der für uns spannenden Frage angelangt: Wie kommt es dazu, dass ein Botenstoff ausgesendet wird und so die Aktivierung (oder die Deaktivierung) eines bestimmten Gens veranlasst?

Die Signale, die zur Aussendung der Botenstoffe führen, können zum einen aus dem Körperinneren, zum anderen aber auch aus der Umwelt kommen. Manche Botenstoffe können sogar mit der Nahrung oder nichtstofflich, zum Beispiel durch UV-Licht, aufgenommen werden und so zu Veränderungen im Körper führen. Für uns im Moment besonders interessant ist die Bedeutung *sozialer Signale*, also was wir im Zusammenhang mit anderen Menschen erleben und dass sie durch unsere Wahrnehmungskanäle und unser Gehirn in *biologische Signale* umgewandelt werden. Auf diesem Wege werden ebenfalls Botenstoffe erzeugt und ausgesendet. Tatsächlich ist der Einfluss der Signale, die aufgrund des Erlebens mitmenschlicher Situationen im Gehirn entstehen, auf die Genregulation am größten. So passt sich der Körper durch die ständige Regulation der Genaktivität permanent an die momentanen Umweltbedingungen an.

Besonders anschaulich und gleichzeitig für uns von besonderer Bedeutung ist die funktional gegensätzliche Genaktivierung in Abhängigkeit davon, ob eine konkrete Situation als bedrohlich oder als angenehm erlebt wird. In einer bedrohlichen oder gefährlichen Situation werden die Gene in den Alarmzentren des Gehirns aktiviert. In der Folge werden Alarmbotenstoffe ausgesendet, die unter anderem zur Aktivierung des Herz-Kreislauf-Systems, der Senkung der Immunabwehr und der Selbstheilungskräfte führen sowie Schädigungen an Hirnstrukturen auslösen können. Gleichzeitig wird die Aktivität desjenigen Teiles des Vorderhirns herabgesetzt, das für zielgerichtetes Handeln zuständig ist. Infolgedessen greift man stärker auf bekannte Handlungsmuster zurück und stellt sich weniger gut auf die aktuelle Situation ein. Des Weiteren werden innere Unruhe und Angst spürbar. Ganz anders in einer freundlichen Situation, die beispielsweise ein Kontakt mit einem netten Menschen oder eine interessante Aufgabe sein kann: Hier klingen die Töne des Konzertflügels angenehm. Nicht nur, dass die in der Gefahrensituation aktivierten Gene nun ruhig bleiben, vielmehr werden unter anderem Gene angesprochen, deren Protein-Produkte sogenannte Wachstumsfaktoren für Nervenzellen sind. Durch sie werden die Leistungsfähigkeit der Nervenzellen und ihre wechselseitigen Vernetzungen mittels der Bildung von Synapsen erhöht.

Die wesentlichen Fakten dieses Abschnitts beruhen auf dem Buch *Das Gedächtnis des Körpers. Wie Beziehungen und Lebensstile unsere Gene steuern* (2013), dessen Autor Joachim Bauer wörtlich schreibt:

> »Wir selbst wirken durch die Gestaltung unserer zwischenmenschlichen Beziehungen entscheidend daran mit, was sich biologisch in uns abspielt. Aus dem, was wir über die biologische Bedeutung sozialer Beziehungen heute wissen, ergibt sich eine neue Dimension der Verantwortung.« (S. 11).

Und weiter:

> »Unsere Gehirnstrukturen (besitzen) spezialisierte Systeme, die auf Beziehungsaufnahme und Beziehungsgestaltung angelegt sind. Wie neuere große arbeitsmedizinische Studien zeigen, sind ›*soft facts*‹, das heißt Arbeitsbedingungen, die mit Beziehungsgestaltung und mit der Regulation von Stressfaktoren zu tun haben, zur mittlerweile führenden Erkrankungsursache geworden. Überall dort, wo zwischenmenschliche Beziehungen quantitativ und qualitativ abnehmen, nehmen Gesundheitsstörungen zu« (S. 19, Hervorh. im Orig.).

Zwar beziehen sich die zuletzt erwähnten Studien auf Arbeitsbedingungen Erwachsener, doch gilt die ganz grundlegende Wichtigkeit sinnhafter und konstruktiver menschlicher Beziehungen mindestens genauso für Kinder und ihre Entwicklung.

### 2.1.2 Spiegelneurone, Spiegelung und Entwicklung

Eine der zentralen Erkenntnisse der Neurobiologie ist die Tatsache, dass das Gehirn darauf ausgelegt ist, vielfältige soziale Erfahrungen zu machen, und dass die Art dieser Erfahrungen einen starken Einfluss auf die Persönlichkeitsentwicklung hat. Und der Mensch ist darauf ausgelegt, in Kontakt und Kommunikation mit anderen Menschen zu sein. Wer auf diese Welt kommt, kann ohne die Unterstützung anderer Menschen nicht überleben, das gilt nicht nur in körperlicher, sondern auch in seelischer Hinsicht. Eine der entscheidenden Fähigkeiten, die unser Gehirn mitbringt, ist die Möglichkeit der Spiegelung dessen, was ein anderer Mensch tut oder was in ihm vorgeht. Das Prinzip ist folgendes: Für jede Bewegung, die man machen kann, gibt es bestimmte Neurone (Nervenzellen), die diese Bewegung steuern. Der Clou ist, dass genau diese Neurone auch dann aktiv werden, wenn wir beobachten (oder hören), wie jemand anderes diese Bewegung macht. Das kann alles Mögliche sein – ein Greifen nach einem Gegenstand, ein Stirnrunzeln, ein Lächeln, eine Drohgebärde oder ein Schmerzsignal. Unser Gehirn erzeugt quasi eine Simulation des anderen in uns selbst. Überdies funktioniert dieser Mechanismus nicht nur für körperliche Bewegungen, sondern auch in Bezug auf Gefühle. Da wir das, was wir beim anderen wahrnehmen, in uns selbst abbilden, färbt seine Befindlichkeit gewissermaßen auf uns ab – wer ängstlich ist, wird eher ruhiger, wenn sein Gegenüber gelassen bleibt, oder wenn der Partner Schmerzen erleidet, spürt man sie selbst körperlich. Die Neurone, die diese Spiegelungseigenschaft besitzen, heißen Spiegelneurone. Sie wurden von dem italienischen Forscher Giacomo Rizzolatti entdeckt; eine anschauliche Darstellung bietet Bauer (2006).

Aufgrund dessen, was wir beim anderen wahrnehmen, und der Aktivität unserer Spiegelneurone bildet sich in unserem Gehirn eine Repräsentation der Befindlichkeit des anderen. Je besser unserem Gehirn dies gelingt, desto stärker ist das ausgeprägt, was wir Empathie oder Einfühlungsvermögen nennen. Aber dass wir darüber verfügen, fällt nicht vom Himmel. Das tut nur die Möglichkeit, es zu lernen – in unserer biologischen Grundausstattung ist die Spiegelungsfähigkeit angelegt. Wir sind vom Tag der Geburt an darauf angewiesen, Menschen um uns zu haben, die unser Spiegelsystem ansprechen und zur Nutzung anregen, damit es sich gut ausbilden kann. Dieser Prozess hört nicht mit der Einschulung oder der Volljährigkeit auf, wir sind unser Leben lang auf Resonanz bei anderen Menschen angewiesen. Ein Beispiel, was geschehen kann, wenn wir sozial nicht mehr integriert sind, ist das Mobbing. Zentraler Wirkmechanismus dabei ist, einen bestimmten Menschen quasi zu ignorieren, ihn nicht mehr wahrzunehmen. Grüße werden nicht erwidert, ein Lächeln wird mit einem unbewegten Gesicht beantwortet, Äußerungen werden übergangen. Aufgrund unserer Spiegelneurone sind eigentlich entgegengesetzte Reaktionen biologisch angelegt und wären daher auch erwartet worden. Das Pingpongspiel, das kennzeichnend für Kommunikation ist, wird beim Mobbing von einer Seite beständig unterbrochen. Neurobiologisch führt das zu einer massiven Erhöhung des Stresslevels mit allen daraus resultierenden Folgen. Da das Gehirn äußerst sensibel für Botschaften über die eigene Person ist, die von anderen ausgesendet werden, entsteht als Botschaft aus dem Verhalten der anderen: Du bist es nicht wert, sich mit dir zu befassen, du bist nichts, du bist Luft. Dies auszuhalten ist für keinen Menschen längere Zeit möglich. Darum ist die Situation für Kinder, die anders sind als die meisten anderen Kinder in ihrer Klasse, auch so schwierig: In der Art und Weise, wie sie sind und sich verhalten, werden sie von den anderen Kindern und Lehrern nicht gespiegelt (was z. B. der Fall wäre, wenn ein Kind schreien würde und die anderen würden laut; wenn ein Kind zu raufen anfinge und alle anderen Kinder machten mit; oder wenn ein Kind weinte – und jemand sagen würde: »Das eben tat sehr weh«), sondern erhalten Ablehnung und Zurechtweisungen als Reaktion. Den daraus entstehenden Stress auf solchem Level kann ein Kind allein nicht in den Griff bekommen.

So ist der Prozess, wie sich das Gehirn entwickelt, welche Fähigkeiten entstehen, bis hin zum Bewusstsein dessen, was man von sich selber hält, ein durch und durch sozialer. Wie soll man nur aus sich selbst heraus wissen, wie und wer man ist, vor allem als Kind? Auch als Erwachsener kann man das normalerweise nicht. (Daher suchen auch Erwachsene immer wieder den Vergleich mit anderen.) Besonders Kinder sind auf Spiegelungen und Rückmeldungen angewiesen, damit sich langsam ein Gefühl aufbauen kann, aha, so und so bin ich. Aufgrund ihrer geringen Lebenserfahrung haben sie noch keine Anker, keine Vergleichsmaßstäbe. Sie brauchen essenziell Antworten auf ihr Verhalten, und zwar vor allem, dass sie in ihrer Individualität, ihrer momentanen Befindlichkeit und ihren Bedürfnissen gesehen werden und das auch mitgeteilt bekommen. Wenn ein Kind zu oft Rückmeldungen erhält, die überhaupt nicht zu seinem aktuellen In-der-Welt-Sein passen, wie soll es dann Urvertrauen, Geborgenheitsgefühle, Vertrauen zu anderen Menschen und eine stabile Identität entwickeln? Solche nicht spiegelnden Rückmeldungen könnten beispielsweise sein: Das Kind hat Bewegungsdrang und will toben, erhält aber als Rückmeldung: »Sitz still!«; das Kind hat sich verletzt, oder ihm ist etwas weggenommen worden, es weint und hört: »Stell dich nicht so an«; oder das Kind ist lustig und macht Späße und vernimmt: »Was soll der Unsinn, hör auf!«

Spiegelneurone haben aber auch ganz direkt mit dem schulischen Lernen wie auch insgesamt mit allen Lernvorgängen zu tun. Zum Beispiel stellen sie die neuronale Basis dafür dar, eine Handlung erst zu beobachten und anschließend eigenständig auszuführen. Das gilt nicht nur für Handlungen selbst, sondern auch für die emotionale Seite des Lebens, also dafür, wie sich Erlebnisse anfühlen oder wie man emotional mit einer schwierigen Situation umgehen kann. Durch diesen Mechanismus erspüre ich, was mit der anderen Person los ist, weil in mir genau das Gefühl entsteht, das auch in ihr vorhanden ist. Es ist immer von besonderer Bedeutung, wie die zwischenmenschliche Beziehung zwischen Schüler und Lehrer aussieht. Beispielsweise arbeiten Spiegelneurone dann nicht, wenn das Gegenüber ein Roboter oder eine Maschine ist. Das heißt, es kommt darauf an, dass der Lehrer ein echter Mensch mit menschlichen Eigenschaften ist. Lernen kann somit nur dann gut funktionieren, wenn es eine authentische Beziehung zwischen Lehrer und Schüler gibt. Auch wenn es eine Arbeits- und keine freundschaftliche Beziehung ist, um die es sich dabei handelt, darum geht es gar nicht. Entscheidend ist, dass sie von echten, authentischen Menschen gestaltet wird. Für die Gestaltung dieser Beziehung sind die Erwachsenen verantwortlich, das gilt für Eltern, Lehrer, Lerntherapeuten und alle anderen, die mit dem Kind zu tun haben.

Noch ein Punkt wird deutlich, wenn man die Funktionsweise des Gehirns betrachtet: Es geht beim Thema »Lernen und Lehren« nicht um das *Beibringen*, sondern um die Schaffung von Möglichkeiten des *Selberlernens*. Statt von »Lernen« müsste man genauer von *Lernerfahrungen* sprechen. Zwar haben wir Menschen die Möglichkeit, Wissen mit dem Kopf auswendig zu lernen, doch solcherart gelernte Fakten helfen uns beim Leben und Überleben nur teilweise. Damit wir als selbst-bewusste Menschen durchs Leben gehen können und einen Beruf lernen, eine Arbeitsstelle finden, eine Partnerschaft eingehen und Krisen bewältigen, sprich: für uns selbst sorgen können, sind die Erfahrungen, die wir gemacht haben, viel wichtiger. Auch das ist Lernen. Und die Hirnforschung hat nun bestätigt, dass das Gehirn auf diese Form des Lernens ausgerichtet ist und sie besonders gut kann.

### 2.1.3 Reaktion auf Stress

Das Gehirn bewertet intellektuell und emotional die Situation, die man aktuell erlebt, daraufhin, ob sie angenehm oder bedrohlich ist. In Situationen, die in einem weit gefassten Sinne als bedrohlich eingestuft werden, also bei Überforderung, bei zwischenmenschlicher Belastung oder Stress geschieht zweierlei: Zum einen werden diejenigen Gene gehemmt, die das Wachstum von Nervenzellen anstoßen. Somit kann sich das Nervenzellsystem nicht weiterentwickeln. Zum anderen werden die Gene der Stresshormone angeschaltet. Die Stresshormone verteilen sich im Körper und lösen wiederum bestimmte Prozesse aus, zum Beispiel steigen Puls und Blutdruck, es kommt zu innerer Unruhe oder Angst, das Immunsystem und die Selbstheilungskräfte werden geschwächt, und Hirnstrukturen werden geschädigt – unter anderem der Langzeitspeicher, der Hippocampus.

Auch Angst löst Stress aus, denn sie ist ein emotionales Signal für eine bedrohliche Situation. Im Prinzip ist sie eine ganz natürliche Reaktion, die auch sehr sinnvoll ist, da sie uns in gefährlichen Situationen warnt – zu früheren Zeiten vor dem wilden Tier, heutzutage zum Beispiel vor schnell fahrenden Autos. Aufgrund der geschilderten Reaktion des Körpers auf Stress bringt sie uns aber gleichzeitig aus dem natürlichen Lernzustand heraus. Sie bereitet physiologisch das Flüchten bzw. das Kämpfen vor. Aber wenn sie in der Schulstunde oder bei der Prüfung entsteht, hat sie keinen Sinn und ist kontraproduktiv, weil sie die Tätigkeit des Großhirns blockiert.

Stresssituationen führen dazu, dass die zuletzt gelernten Funktionen bzw. Handlungsweisen als Erste abgeschaltet werden. Dadurch können leichter alte Handlungs- oder Reaktionsmuster, die man zum Beispiel in der Kindheit erworben hat, wieder hervorbrechen. Auch die menschheitsgeschichtlich zuletzt entwickelten Funktionen wie analytisches Denken und andere komplexere kognitive Vorgänge werden unter Stress gehemmt zugunsten der sogenannten primitiven Funktionen wie Kämpfen, Brüllen, Rennen. Stress ist ja eine das Lebewesen bedrohende Situation, und so wird an Ressourcen das aktiviert, was das unmittelbare Überleben sichern hilft.

### 2.1.4 Wie lernt das Gehirn?

Was wir aus unserer Umwelt wahrnehmen, wird einerseits an das Großhirn, den Neokortex, geleitet. Er ist sozusagen für die intellektuelle Verarbeitung zuständig, also für alles, was mit Denken zu tun hat, wie Lesen, Schreiben, Überlegen, Zuhören, Verstehen, Antworten, Planen, Entscheiden und Ausführen von Handlungen. Andererseits wird alles Wahrgenommene immer auch an die Stellen geleitet, die sich um die emotionale Verarbeitung kümmern, nämlich das limbische System. Großhirn und limbisches System sind stark miteinander verknüpft und synchronisiert: Es gibt keinen Gedanken, zu dem nicht auch eine Emotion gehört. Ebenso gibt es keine Emotion für sich allein. Jede Emotion ist eine Begleiterscheinung eines Gedankens. Oder auch andersherum: Jeder Gedanke ist eine Begleiterscheinung einer Emotion. Die Synchronisationen zwischen einer Emotion einerseits und einem Gedanken, einer Handlung und anderen kognitiven Geschehnissen andererseits sind in der Regel sehr stark. Aber sie können auch gelöscht werden (das hat Kandel 2008 gezeigt), und es können neue Synchronisationen entstehen. Auch wenn wir keine besonderen Verfechter der Verhaltenstherapie sind, muss man anerkennen, dass sie diesbezüglich gute Modelle entwickelt hat.

Was fördert und was hemmt nun das Lernen aus neurobiologischer Sicht? Aus dem Bisherigen lässt sich einer der ganz wichtigen Faktoren für das Lernen ersehen: der angenehme Kontakt mit anderen Menschen. Sie führen zum Beispiel eine bestimmte Handlung vor, sodass Lernen am Modell stattfinden kann. Sie können Vorbild in sozialen Situationen sein, und sie können Beispiele geben, wie man emotional mit Ereignissen oder dem Verhalten anderer Menschen umgehen kann. Vor allem aber können sie die Befindlichkeit des Lernenden empathisch aufnehmen und ihm seine Situation spiegeln. Dadurch helfen sie ihm, sein Selbstverständnis und das Gefühl für sich selbst zu entwickeln. Das daraus entstehende Gefühl der Sicherheit beugt den beiden wichtigsten lernhemmenden Faktoren vor, nämlich Angst und Stress (siehe oben).

Beim Lernenden selbst sind folgende Bedingungen günstig für den Lernprozess (zusammenfassend nach Spitzer 2003):

- *Aufmerksamkeit:* Wenn man die Dinge mit Aufmerksamkeit wahrnimmt, behält man sie besser.
- *Verknüpfungen:* Was man mit schon bekannten Inhalten in Beziehung setzen kann, kann man sich besser merken.
- *Emotionale Beteiligung:* Was fesselt, wo innere Beteiligung ist, wo man mit Spannung dabei ist, wird wesentlich besser behalten.

- *Positive Gefühle:* Begleiten sie das Lernen, wird die Behaltensleistung erhöht.
- *Überraschend positive Ergebnisse:* Wenn Eindrücke oder Handlungen bessere Ergebnisse als erwartet zur Folge haben, entsteht im Gehirn ein besonderes Signal (der Botenstoff Dopamin veranlasst die Ausschüttung opiatähnlicher Stoffe, was zu einem guten Gefühl führt). Dies unterstützt das Lernen. Wenn man also etwas tut, das *entgegen der Erwartung* positive Konsequenzen hat, wird die Handlung besonders abgespeichert.
- *Körpereigenes Belohnungssystem:* Das durch Dopamin aktivierte neuronale System wirkt als Belohnungssystem. Es wird durch alle bedeutsamen, neuen und interessanten Reize aktiviert, also auch durch leckere Süßigkeiten, einen freundlichen Blick, ein nettes Wort und schöne Musik. Übrigens stark auch durch Drogen – daher rührt der angenehme Zustand nach der Einnahme von zum Beispiel Kokain. Eine wichtige Erkenntnis der Hirnforschung ist damit auch, dass Motivation nicht erzeugt werden muss, denn sie ist von alleine da. So, wie das Gehirn strukturiert ist und funktioniert, will und muss es permanent lernen.

Es gibt ebenso einige bedeutsame Faktoren, die das Lernen erschweren. Wiederum zusammenfassend nach Spitzer (2003) sind die beiden wichtigsten: Angst und Stress. Angst hemmt kognitive Prozesse und verhindert die Verknüpfung von neuem Lernstoff mit schon Bekanntem sowie auch Anwendung und Transfer des Wissens im Hinblick auf andere Situationen oder Beispiele. Angst führt dazu, dass kreative Problemlösungen und das lockere Assoziieren im Kopf stark gehemmt und stattdessen einfache Routinen ausgeführt werden (wenn man vor dem Löwen steht, muss man sofort rennen – eine einfache Routinehandlung – und kann nicht lange kreative Problemlösungen entwickeln). Stress vermindert die Nährstoffzufuhr im Gehirn und erhöht die Giftigkeit des Neurotransmitters Glutamat. Besonders chronischer Stress schädigt dadurch langfristig die wichtigste Einheit des Gehirns für das Lernen, den Hippocampus. Daneben gibt es eine Reihe weiterer Einflüsse, die uns eigentlich auch allen klar sind, wie zum Beispiel langweiliges Material, eine ermüdende Lernsituation, Präsentation des Materials durch einen langweiligen oder abgelehnten Menschen, Aufnahme über nur einen Sinneskanal, keine Möglichkeit des Selberausprobierens und sicherlich einige mehr, die individuell verschieden sind und die die meisten Menschen im Laufe der Zeit für sich herausfinden.

Wir lernen am meisten, wenn wir Erfahrungen machen: im Kontakt mit anderen Menschen, wenn wir Emotionen erleben und durch das praktische Tun. Infolgedessen verändern sich auch unsere Hirnstrukturen. Wir können viele Dinge lernen. Wir können lernen, wie man ein Auto fährt und wie eine Lohnsteuererklärung angefertigt wird. Wir können ein Gedicht lernen, bis wir es auswendig können, oder auch sogar eine neue Sprache. Wir können lernen, wie wir jemandem nützlich in einer Krise beistehen können oder wie wir einem Kunden ein Auto verkaufen. Es gibt viel zu lernen in unserer komplexen und ausdifferenzierten Welt. Einige Dinge brauchen wir nur kurz zu wissen, andere dagegen wollen wir in unserem ganzen Leben nicht mehr vergessen. Heute ist klar, dass man langfristig Wissen nur abrufen kann, wenn es gut vernetzt in unserem Gehirn abgelegt wurde. Das heißt, dass es mit vielen Bereichen im Gehirn verbunden sein muss. Viele Menschen können sich noch an ihren ersten Schultag oder ihren ersten Arbeitstag erinnern, aber nur wenige an ihren dritten. Bevor wir etwas Neues wie einen neuen Job beginnen, machen wir uns viele Gedanken darüber und haben dazu auch bestimmte Gefühle, wie Vorfreude oder auch Angst. Die Erlebnisse an diesem Tag sind mit diesen imaginierten Gedanken und Gefühlen verbunden, wie ebenso mit denen, die wir dann real erleben. So kann auch ein einzelnes Wort mit einer bestimmten Emotion in Verbindung stehen. Wie zum Beispiel das Wort »Rhythmus« mit der Emotion »Stolz«, wenn ein rechtschreibschwacher Schüler dieses Wort beim ersten Mal auf Anhieb richtig schreibt. Damit wir uns langfristig Wissen aneignen können, ist es also notwendig, dieses Wissen entweder ganzheitlich mit vielen Sinnen und Emotionen aufzunehmen oder an vorhandene kognitiv-emotionale Strukturen anzudocken.

Physiologen, die sich das menschliche Gehirn genauer angeschaut haben, sind der Meinung, dass Nervenbahnen in unserem Gehirn nicht nur absterben, sondern auch neu aufgebaut werden können. Sie gehen sogar einen Schritt weiter. Nicht nur Nervenbahnen können neu entstehen, sondern auch Nervenzellen – bis vor Kurzem ging man vom Gegenteil aus. Für diese Erkenntnis erhielt Eric Kandel (vgl. 2008) im Jahre 2000 den Nobelpreis. Es ist mithin möglich zu lernen, nicht indem alte Bahnen überschrieben werden und das Neue das Alte löscht, sondern es können im Gehirn für neue Erfahrungen auch neue Strukturen entstehen. Ein Nebeneinander neuronaler Bahnen, die verschiedene Erfahrungen repräsentieren, ist also denkbar. Natürlich verändert sich das schon vorhandene Wissen durch das dazugewonnene, aber dennoch können verschiedene Erfahrungskomplexe nebeneinander existieren. Ein Beispiel: Ein eher in sich gekehrter und von Klassenkameraden gemiedener Schüler lernt durch einen Wechsel in eine niedrigere Klasse neue Freunde kennen und macht die Erfahrung, wichtig für sie zu sein.[5] Von seiner Clique wird er zum Chef ernannt und füllt diesem Job aufgrund seines Vorsprungs an Erfahrung auch glänzend aus. Trotzdem stehen ihm dann immer noch beide Handlungsstrategien zur Verfügung: der »Rückzug« genauso wie das »in Angriff nehmen«. Ein weiteres Beispiel: Dem einen oder anderen ist es vielleicht schon mal geschehen, viele Jahre nach Ende der Schulzeit auf einem Klassentreffen zu sein und das Gefühl zu haben, nicht nur seine alten Klassenkameraden getroffen zu haben, sondern auch seine eigenen alten Verhaltensweisen. Auf einige, die nicht nur schöne Erinnerungen an ihre Schulzeit haben, könnte das beängstigend wirken, scheint es doch zu bedeuten, dass man nach vielen Jahren nichts dazugelernt hat. Aber das Gegenteil ist der Fall. Gerade weil man diesen Unterschied zwischen (heutigem) Alltag und jenem Klassentreffen spürt, ist genau dieser Unterschied das Wachstum – mit der Gewissheit, dass man, wenn man die alten Strategien brauchen sollte, sie auch noch beherrscht.

Die systemische Sichtweise hat also ein neurobiologisches Korrelat. Neue Verhaltensweisen können gelernt werden, ohne dass die alten gelöscht werden. Dies erweitert unser Handlungsspektrum und bietet uns neue Entscheidungsmöglichkeiten. Je mehr Erfahrungen wir sammeln, desto größer wird dieses Spektrum.

### 2.1.5 Bedeutung für die Praxis

Für die Lerntherapie heißt das kurz gesagt: Bevor es Sinn hat, mit dem Kind fachdidaktisch mangelndes Wissen oder Können nachzuarbeiten, müssen die richtigen Rahmenbedingungen geschaffen werden. Hierzu gehören in erster Linie ein guter menschlicher Kontakt zwischen Lerntherapeut, Kind und Eltern sowie ein Angst und Stress reduzierendes Umfeld.

5 Dieses Beispiel soll kein Plädoyer für das »Sitzenbleiben« sein, da es auch genau gegenteilige Erfahrungen für den betreffenden Schüler geben kann.

Konkret versuchen wir in der lerntherapeutischen Arbeit, den Kindern Techniken zu vermitteln, wie sie ihr Angst- und Stressniveau herabsenken können. Die Rückkopplung funktioniert im Guten wie im Schlechten. Man kann in eine Angstspirale geraten, wenn man zum Beispiel Angst davor hat, dass man in der U-Bahn oder in der Schule Angst bekommen könnte. Das ist die Angst vor der Angst oder auch Erwartungsangst. So wie solcherart Ängste sich quasi selbst am Leben erhalten, gibt es auch den umgekehrten Kreislauf. Wenn man einen entspannten Zustand erzeugt, werden Stress und auch Angst herunterreguliert. Viele Kinder, die in die Lerntherapie kommen, haben den ganzen Tag über ein erhöhtes Stressniveau. Vielleicht beginnt alles damit, dass sie in der Schule etwas nicht verstehen. Schnell kann es dann geschehen, dass sie gar nichts mehr aufnehmen können, weil die Angst, und damit auch der Stress, ein zu hohes Niveau erreicht. Gerade am Anfang einer Lerntherapie sollte dieser Level abgesenkt werden. Gleichzeitig werden den Kindern in der fachdidaktischen Begleitung Strategien dafür an die Hand gegeben, wie sie das eigentliche Lernen besser gestalten können. Dies ist im Grunde genommen ein verhaltenstherapeutisches Training mit den Kindern. Dazu gehören in erster Linie Bewegungs- und Entspannungsübungen, die so gut eingeübt werden, dass sie auch in Stresssituation angewendet werden können.

Zuerst suchen wir also Ressourcen und starten damit, um Erfolge zu provozieren, das Selbstwertgefühl zu steigern und das Selbstbild zu verändern. Anschließend versuchen wir, die Verhaltensweisen, die zur Angst gehören, wegzutrainieren. Das ist eine Form der Manipulation, jedoch eine, die wir an dieser Stelle für vertretbar halten. Wir setzen also sowohl auf die Entwicklung von Ressourcen, um Erfolge zu erreichen, als auch auf die Arbeit an den Defiziten. Hier können Lernstrategien helfen, die Defizite gezielt abzubauen.

Die Anwendung von Entspannungstechniken ist ein sehr gutes Mittel, das Stressniveau herabzusenken. Werden sie gut beherrscht, dann kann man sich von einer Sekunde auf die andere entspannen. Das ist auch kurz vor der Prüfung möglich und als Technik einsetzbar. Auch Atemtechniken und Bewegungsübungen können das leisten. Der neurobiologische Zusammenhang besteht darin, dass vor allem im Zustand der Entspannung und bei Bewegung die Bildung neuer Nervenzellen im Hippocampus möglich ist. Entscheidend ist immer, ob ein Verfahren bei dem betreffenden Menschen gut funktioniert. Nicht alle Verfahren funktionieren bei allen Menschen gleich gut. Daher ist es für Lerntherapeuten wichtig, mehrere dieser Verfahren zu beherrschen, um den Klienten verschiedene Möglichkeiten anbieten zu können.

Für die praktische lerntherapeutische Arbeit lassen sich also aus der Hirnforschung folgende Erkenntnisse festhalten:

- Aus der Genetik wissen wir, dass konkrete Verhaltensweisen, Eigenschaften und so weiter nicht vererbt, sondern erworben werden und auch veränderbar sind.
- Die Funktionsweise der Spiegelneurone zeigt, wie wichtig Vorbilder sind, damit von ihnen gelernt werden kann; sie zeigt außerdem, dass Kinder die Möglichkeit brauchen, konsistente Beziehungserfahrungen mit mindestens einem Erwachsenen machen zu können.
- Zwischenmenschliche Beziehungen sind ein Grundbedürfnis des Gehirns und für seine (Aus-)Reifung notwendig.
- Das Gehirn ist auf Lernen programmiert, das ist das, was es am besten kann.
- Das Gehirn kann dann gut lernen, wenn das Lernen in einem angenehmen Kontakt mit anderen Menschen stattfindet, der Stoff interessant erscheint und mit etwas schon Bekanntem zu tun hat.
- Dem Gehirn fällt es schwer zu lernen, wenn der Mensch Angst hat oder Stress erlebt.

So wird insgesamt deutlich, dass wir mit unserem Gehirn ein wunderbares, sehr vielseitiges und flexibles Instrument besitzen, das uns im Dasein in der Welt sehr unterstützt. Deutlich wird auch, dass es immer der ganze Mensch ist, der lernt. Es ist gut, so viel über die neurobiologische Funktionsweise unseres Körpers zu wissen, weil ganz viele der Erkenntnisse gestützt werden, die bereits in anderen Disziplinen gewonnen wurden, und auch viele Erfahrungen bestätigt werden, die wir im Laufe unseres Lebens sammeln können. Auch wenn der Mensch sich nicht auf neurobiologische Abläufe reduzieren lässt, erhalten wir durch die genauere Kenntnis unseres Gehirns doch wichtige Hinweise darauf, wie eine lerntherapeutische Begleitung gestaltet werden kann. – Im Grunde wussten die Menschen all diese

Dinge auch schon vor der Neurobiologie. Aber es verschafft uns zusätzliche Gewissheit, sie nun auch von den Naturwissenschaften her bestätigt zu sehen.

## 2.2 Entwicklungspsychologische Aspekte

### 2.2.1 Die Entwicklungsaufgaben nach Robert J. Havighurst

Entwicklungsaufgaben sind *Lernaufgaben oder auch Herausforderungen, die im Leben eines jeden Menschen in bestimmten Lebensphasen auftreten.* Wird eine Entwicklungsaufgabe bewältigt, ermöglicht dies dem Menschen Zufriedenheit, und es wird die Basis für die Bewältigung zukünftiger Entwicklungsaufgaben geschaffen; wird eine Entwicklungsaufgabe nicht bewältigt, resultieren daraus Unzufriedenheit, Ablehnung durch die Gesellschaft und eine größere Schwierigkeit, spätere Entwicklungsaufgaben zu meistern (= sinngemäße Übersetzung der Definition von Havighurst 1948, p. 2). Somit wird Entwicklung als ein lebenslanger Lernprozess gesehen.

Für das Altersspektrum von sechs bis zwölf Jahren benennt Havighurst neun Entwicklungsaufgaben, die, zusammengefasst, auf folgende fünf Aspekte hinauslaufen:

1. körperliche Geschicklichkeit und ein positiver Bezug zum eigenen Körper
2. das Erlernen sozialer Fertigkeiten/das Zurechtkommen in Gruppen,
3. die Entwicklung von Gewissen, Moral und Werten
4. den Erwerb der Kulturtechniken und von Denkschemata für den Alltag
5. das Erreichen persönlicher Unabhängigkeit.

Eine der Aufgaben bezieht sich auf das Miteinander mit anderen Menschen. Es ist in diesem Alter entscheidend, sich aus der engen Mutterbindung zu lösen und in Interaktion mit anderen Menschen, vor allem auch Gleichaltrigen zu treten. Diese Interaktionen müssen gelernt werden. Ohne auszuprobieren und Erfahrungen zu sammeln, lernt kein Mensch, wie er mit anderen umgehen soll, wann Kooperation besser ist und wann Wettbewerb, wie man sich in eine Gruppe einfügt und wie die Gruppe, von der man nun ein Teil ist, eine gemeinsame Aufgabe bewältigt.

Solange sich das Kind fast ausschließlich in der Familie aufhält und von den Eltern umsorgt wird, steht es mehr oder weniger im Mittelpunkt. Zumindest muss es, von Geschwistern abgesehen, mit keinem anderen Menschen um Aufmerksamkeit konkurrieren. Dies ändert sich, sobald das Kind in den Kindergarten kommt, und die Veränderung wird mit Beginn der Schulzeit noch einmal schärfer, denn in der Klasse wird zusätzlich eine bestimmte Disziplin verlangt, und es kommt die Leistungskomponente hinzu, die bis dahin nicht vorhanden war. Das Kind ist also vor eine sehr große Herausforderung gestellt, nämlich mit diesen verschiedenen neuen und neuartigen Aufgaben umgehen zu lernen. Vor allem die Situation, sich innerhalb einer Gemeinschaft gleichwertiger Mitglieder, also der Schulklasse, zu bewegen, ist gänzlich neu. Dies ist aus unserer Sicht die wichtigste Entwicklungsaufgabe für Kinder im Grundschulalter, die wir bedenken müssen. Demgegenüber bezieht sich nur eine der von Havighurst genannten Entwicklungsaufgaben, der Erwerb der Kulturtechniken, auf die Themen, die im schulischen Unterricht im Vordergrund stehen.

### 2.2.2 Die kognitive Entwicklung nach Jean Piaget

Entwicklung wird nach Jean Piaget (vgl. 1972, 1974, 1976) verstanden als *die selbst motivierte und selbst regulierte ständige Auseinandersetzung des Individuums mit der Umwelt.* Piaget fokussiert dabei auf die kognitive Entwicklung, das heißt auf die Entwicklung und Veränderung der Denk- und Wissenstätigkeiten. Diese Fähigkeiten des Menschen, zu denken und mit Wissen umzugehen, nehmen im Verlaufe der Kindheit und Jugend immer weiter zu, teils kontinuierlich, teils in Sprüngen. Der Entwicklung liegen bestimmte Gesetzmäßigkeiten zugrunde, sie verläuft in aufeinander aufbauenden Stufen, und sie ist unumkehrbar. Für den Menschen geht es dabei immer darum, sein Handlungsfeld zu erweitern sowie die ausgebildeten Strukturen zu stabilisieren.

Der Prozess ist selbstkonstruktiv: Der Mensch handelt von sich aus aktiv, er verfügt über eine intrinsische (in ihm angelegte) Motivation, das heißt, er muss nicht von außen motiviert werden. Entwicklungsschritte vollziehen sich immer dann, wenn der Mensch bei seiner Interaktion mit der Umwelt auf Widersprüche stößt, das bedeutet, wenn auf einmal die Art und Weise, wie er über die Welt denkt, nicht mehr zur Welt passt, oder andersherum, wenn ihm Neues oder Ungewohntes begegnet oder er etwas nicht versteht. Wenn bisherige

Erklärungsversuche für Ereignisse versagen, muss man umdenken und dazulernen. Dabei verändern (= entwickeln) sich die kognitiven Strukturen.

Dass diese Entwicklung stattfindet, ist im Menschen angelegt, sie muss nicht von außen angeregt werden. Auch die Abfolge der Entwicklungsstufen steht fest. Individuell verschieden ist jedoch das Alter, in dem die einzelnen Reifungsschritte gemacht werden, dies ist in gewissen Grenzen variabel. Bei keinem Kind lässt sich vorhersagen, ob sich die Fähigkeit zur Perspektivenübernahme[6] bereits mit einem Jahr zu entwickeln beginnt, was sehr früh wäre, oder mit zwei Jahren, was in etwa dem Durchschnitt entspräche, oder erst mit drei Jahren, was relativ spät wäre. Förderlich und notwendig ist aber auf jeden Fall eine Umwelt, die eine aktive Auseinandersetzung ermöglicht. Das Kind braucht für die Entwicklung seiner Erkenntnisfähigkeit eine Umwelt, mit der es in Interaktion treten kann, die Erfahrungen und Widersprüche ermöglicht und die das Ausprobieren zulässt.

Piaget beschreibt mehrere Phasen, die die kognitive Entwicklung durchläuft. Altersmäßig umfasst eine davon etwa das Grundschulalter (ca. sechs/sieben bis ca. elf/zwölf Jahre). Diese Phase ist dadurch gekennzeichnet, dass das Kind in seinem Denken noch an konkrete Tatbestände gebunden ist; ein Begriff wie »Neid« wird zum Beispiel noch nicht verstanden. Das rein abstrakte Denken, formallogische und mathematische Schlussfolgerungen werden erst in der nachfolgenden Phase möglich. Die Fähigkeit zur differenzierten Wahrnehmung von Buchstaben bildet sich bei den meisten Kindern in der ersten Hälfte dieser Phase aus. Beispielsweise sehen die Buchstaben »b«, »d«, »p« und »q« sehr ähnlich aus, alle sind ein senkrechter Strich mit einem kleinen Kreis daran. Dass sich der Kreis das eine Mal rechts und das andere Mal links des Strichs bzw. oben oder unten befindet, können kleine Kinder noch nicht unterscheiden. Erst in dem Moment, in dem ihr Gehirn den dafür notwendigen Reifungsschritt macht, wird dies möglich. Analog gilt das für die Buchstaben »a« – »e«, »n« – »u«, »l« – »t« – »i« und so weiter. Wenn Kinder Schwierigkeiten mit dem Lesenlernen zeigen, liegt es mitunter an dieser Differenzierungsschwäche, die jedoch normalerweise von selbst verschwindet, sobald die kognitive Reifung entsprechend voranschreitet.

6 »Perspektivenübernahme« bedeutet, sich in die Position des anderen hineinversetzen können, seine Perspektive erkennen und die richtigen Schlussfolgerungen ziehen.

Für uns sind vor allem diese drei Aspekte wichtig:

- Die einzelnen Schritte kognitiver Reifung vollziehen sich in jedem Fall (sofern keine psychische Störung vorliegt). Man muss nicht befürchten, ein Kind werde die Objektpermanenz[7], die Perspektivenübernahme, die Buchstabendifferenzierung etc. möglicherweise nicht lernen.
- Das Alter, in dem die Schritte jeweils vollzogen werden, ist ungewiss und bei den Kindern unterschiedlich. Manche nehmen eine Stufe früher, andere später.
- Die Entwicklung lässt sich nicht gezielt beschleunigen. Man kann den Vollzug eines Reifungsschrittes nicht erzwingen. Jedoch kann man durch die Schaffung geeigneter Rahmenbedingungen dem Kind helfen, die notwendige aktive Auseinandersetzung mit seiner Umwelt vornehmen zu können.

Sehen wir in Abbildung 3 als Beispiel die beiden Reihen von Objekten an.

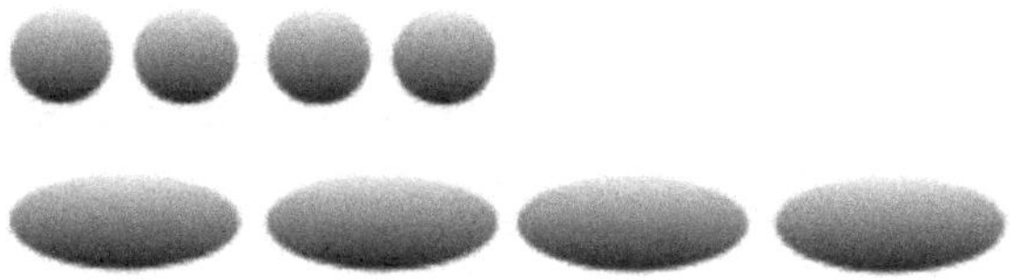

*Abb. 3: Beispiel zur Entwicklung der kindlichen Wahrnehmung*

Es sind jeweils vier Objekte abgebildet, also in beiden Reihen die gleiche Anzahl von Elementen. Da die Elemente der unteren Reihe breiter sind, ist die Reihe in ihrer Ausdehnung insgesamt breiter. Kinder bis zu einem Alter von sechs oder sieben Jahren sagen, die untere Reihe enthalte mehr Elemente als die obere. Hier überlagert die Ausdehnung der Reihen im Verständnis der Kinder die Anzahl der Elemente. Irgendwann innerhalb der Phase im Grundschulalter macht die kognitive Entwicklung bei den Kindern den entscheidenden Sprung, und dann ist es für sie klar, dass die Anzahl der Elemente in beiden Reihen die gleiche ist. Diesen Entwicklungsschritt kann man

7 Mit »Objektpermanenz« wird die Tatsache bezeichnet, dass Objekte weiterhin existieren, auch wenn sie nicht mehr sichtbar sind.

nicht forcieren, indem man den Kindern die Sachlage erklärt, sie zum genauen Hinschauen animiert oder anderes. Sie sind zunächst von ihren Denkstrukturen her nicht in der Lage zu verstehen, dass die Ausdehnung nichts mit der Anzahl zu tun hat.

Die Piaget-Kenner Herbert Ginsburg und Sylvia Opper (vgl. 1998) nennen, bezogen auf die Art und Weise des kindlichen Lernens, die folgenden Schlussfolgerungen aus Piagets Forschungen:

- Kinder (wie Menschen jeden Alters) lernen am besten aus ihrer Eigenaktivität.
- »Wahres Verständnis ist eine Folge des Handelns auf der motorischen wie auf der intellektuellen Ebene« (S. 307).
- Reine Wissensvermittlung (z. B. durch einen Vortrag) bringt wenig dauerhaften Lernerfolg. Viel besser sind Situationen geeignet, die das Kind zum Fragen und Experimentieren anregen.
- Interesse und Lernen entstehen dann am meisten, wenn der zu lernende Stoff einerseits an Bekanntes anknüpft und andererseits genügend neu ist, sich vom Bekannten zu unterscheiden und Widersprüche in sich zu bergen. Interessant und wertvoll wird ein Stoff oder ein Erlebnis also erst aus dem Zusammenspiel zwischen seinen Eigenschaften und dem individuellen Wissens- und Erkenntnisstand des Kindes.
- Je größer eine Schulklasse ist, desto schwieriger wird es für den Lehrer: Die Kinder haben notwendigerweise einen unterschiedlichen Entwicklungsstand, weswegen das individuelle Lernen nötig ist, was aber wiederum in größeren Gruppen kaum zu realisieren ist.

Aus alldem folgt, dass es keinen Sinn ergibt, Kennzahlen für Screenings in der Schule festzulegen. Solche Vorgehensweisen müssen sich notwendigerweise an Standards orientieren, das heißt für bestimmte Altersstufen festsetzen, was ein Kind bis dahin gelernt haben muss. Da solche Standards in aller Regel von einem mittleren Leistungsniveau abgeleitet werden, fallen diejenigen Kinder durchs Raster, die die entsprechenden Entwicklungsschritte erst später vollziehen. Somit gibt es auch keinen »Entwicklungsrückstand«, sondern es gibt einfach nur Kinder, die auf den verschiedenen Gebieten der Entwicklung unterschiedliche Geschwindigkeiten haben.

### 2.2.3 Die psychoanalytische Entwicklungstheorie nach Erik H. Erikson

Für Erikson (1973) ist Entwicklung *die Auseinandersetzung mit und die Bewältigung von lebensalterstypischen psychosozialen Krisen.* Wie auch bei Piaget setzt sich bei Erikson der Mensch aktiv mit seiner Umwelt auseinander. Die psychosozialen Krisen sind programmiert, das heißt, sie kommen unausweichlich auf das Individuum zu. Durch die Auseinandersetzung mit den Krisen reift der Mensch und entwickelt ein Bewusstsein der Kontinuität des eigenen Selbst. Dies bildet seine Identität.

Von den insgesamt acht psychosozialen Phasen, die Erikson unterscheidet, möchten wir die beiden herausgreifen, die etwa im Alter zwischen sechs und zwölf Jahren liegen. Es sind die 3. und die 4. Phase. In der 3., der »infantilen, genitalen und lokomotorischen« Phase, ist es die Hauptaufgabe des Kindes, etwas zu machen oder nachzuahmen. Die wesentlichen Bezugspersonen sind die Familienmitglieder. Der innere Konflikt, den das Kind zu bewältigen hat, ist der zwischen Initiative (etwas machen, in Angriff nehmen, tätig werden) und Schuldgefühl (durch Aktivität Fehler machen, gerügt werden, andere verletzen). Wird der Konflikt nicht gelöst, überwiegen Schuldgefühle, und jede aktive Handlung bleibt mit einem Schuldigwerden verbunden, sodass das Kind in seiner Aktivität gebremst wird. Für das Kind bleiben das Gefühl, seinen Impulsen nicht folgen zu dürfen, und die Frage, was es falsch gemacht hat. Hieraus entstehen Schuldgefühle und das Gefühl, nicht gut oder nicht richtig zu sein. Die darauffolgende 4. Phase ist die Phase der »Latenz«. Hauptaufgabe ist wiederum das Machen, aber auf einem weiterentwickelten Level, das heißt, Dinge zu machen oder zusammenzufügen, also etwas herzustellen und nicht mehr nur nachzuahmen. Als wichtigste Interaktionspartner fungieren dabei Nachbarn und die Personen in der Schule. Der zu bewältigende Konflikt spielt sich zwischen den Polen »Werksinn« und »Minderwertigkeit« ab. Das Kind kann einen Sinn für das, was es (er)schafft, für sein Werk oder sein Tun, entwickeln oder, wenn dies nicht gelingt, sein Tun und damit auch sich selbst als minderwertig empfinden. Bezugspunkte dafür sind die Menschen, die mehr oder weniger zufällig um das Kind herum sind, wie zum Beispiel die Mitschüler, die auch Dinge tun, ähnliche oder ganz andere, und mit denen das Kind sich und seine Werke vergleicht.

Gut bewältigt werden die psychosozialen Krisen dieser beiden Phasen dann, wenn das Kind in der 3. Phase lernt, dass es Dinge tun kann und dabei vielleicht Fehler macht und möglicherweise sogar gerügt wird, ohne dass sein Aktivitätsdrang dadurch erlahmt und die Schuldgefühle nach Handlungen weitere Handlungen solcher Art in Zukunft verhindern. Ähnliches gilt in der 4. Phase, in der die Krisenbewältigung zu einer Zufriedenheit oder zu Stolz, in einem positiven Sinne bezogen auf die eigenen Werke und Taten, führt und nicht zu einem Gefühl von Minderwertigkeit gegenüber den Werken und Taten anderer. Dann kann eine Identität aufgebaut werden, die positiv, konstruktiv, sicher und stabil ist. Das Kind wird von dem Bewusstsein gelenkt, dass es aktiv sein kann und auch darf, selbst wenn es dabei Fehler macht, und dass es etwas wert ist.

### 2.2.4 Bindung

Was ist mit »Bindung« gemeint? Welche Bedeutung hat sie in der Lerntherapie? Kinder kommen mit einer reichen neuronalen Grundausstattung zur Welt. Die Stärke der Verbindungen zwischen den einzelnen Nervenzellen entwickelt sich in den ersten Jahren exponentiell; dies kann nur durch die Interaktion des Kindes mit seiner Umwelt geschehen. Normalerweise begegnen Kinder ihrer Umwelt mit Neugier, Freude und Vertrauen. Alles will erfahren werden, nichts ist nicht interessant. Bei diesem offenen Spiel mit den Gegebenheiten des Umfeldes (dem biografischen Kontext) kommt es ganz natürlich zu einer großen Vielfalt von Lernerfahrungen und wegen der noch unzureichenden Interpretations- und Handlungsmuster auch zu Krisensituationen (das Wegrollen eines Balles aus dem Interaktionsradius eines Kindes, das plötzliche Verschwinden der Trinkflasche, laute Geräusche aus dem Zimmer nebenan etc.). In solchen Krisensituationen vermittelt die Bezugsperson durch Begleitung, Interaktion oder Hilfestellung dem Kind notwendige Sicherheit, mit der es dann weiter seinen Kontext erkunden kann und die Welt kennenlernt.

Die Beziehungen zwischen Kindern und ihren Eltern werden oft mit Worten wie »starke Bindung« oder »schwache Bindung« charakterisiert. Nach wissenschaftlichen Erkenntnissen, die sich auf die Bindungstheorie von Bowlby (vgl. Grossmann u. Grossmann 2015), auf die Arbeiten von Grossmann und Grossmann selbst (vgl. etwa 1995) und auch auf die Kritik von Beck-Gernsheim (1995) stützen, ist eine solche rein graduelle Abstufung jedoch nicht möglich. Bindung im Kleinkindalter wird vielmehr als ein *Interaktionskonzept des Kindes* gesehen, welches nach Bowlby mit der Geburt in einer Vorphase beginnt, zwischen dem siebten und 24. Lebensmonat durch Lernen erworben und in einer anschließenden einjährigen korrigierenden Phase etabliert und gefestigt wird. Dieses Interaktionskonzept kann auf vier verschiedene Arten ausgeprägt sein: sicher, unsicher-ambivalent, unsicher-vermeidend oder desorganisiert. Mit diesen Begriffen werden die vier Bindungstypen gekennzeichnet.

Kinder versuchen vor allem in Krisensituationen, Sicherheit zu erlangen. Dies kann ihnen gelingen, wenn es ihnen möglich ist, ihre Bezugspersonen auf ihre Krise aufmerksam zu machen. Sie aktivieren also das sicherheitsgebende Gefühl, das ihnen eine vertraute Person durch Trösten, Begleiten, Helfen oder Zuhören vermitteln kann (Bindungsaktivierung). Verhaltensweisen, dies zu erreichen, können zum Beispiel Weinen, Schreien, Klammern oder auch Schlagen sein. Bezugspersonen können aber aufgrund nicht unendlich vorhandener Ressourcen sehr unterschiedlich reagieren. Belastungen im Beruf (psychische Ressourcen), Krisen in der Partnerschaft (psychische und soziale Ressourcen), aus der Kindheit selbst erlernte dysfunktionale Handlungsmuster (elterliche Ressourcen) können es erschweren, immer vollkommen adäquat auf das Kind zu reagieren. Einige Kinder zeigen infolgedessen ein Verhalten ständiger Bindungsaktivierung. Am ehesten sind das diejenigen Kinder, die auf der einen Seite schon die Erfahrung von Sicherheit gemacht haben, aber auf der anderen Seite auch erlebt haben, dass der Bezugsperson das Vermitteln von Sicherheit nicht immer möglich war. Dieses ambivalente Verhalten der Bezugsperson führt dazu, dass Kinder sich eben nicht sicher sein können, dass ihnen ihre Bezugsperson zur Seite stehen kann, und sie versuchen daher ständig aufs Neue, sich dieses Umstandes gewahr zu werden. Dieser Bindungstyp wird als »unsicher-ambivalent« bezeichnet. Andere Kinder werden mit der Tatsache konfrontiert, dass ihre Eltern permanent über unzureichende Ressourcen verfügen und auf eine Bindungsaktivierung ihrer Kinder eher nicht reagieren. Solche Kinder können also nicht davon ausgehen, dass sie bei Krisensituationen hilfreiche Unterstützung erfahren werden. Eine gute Strategie ist es für diese Kinder, sich zurückzuziehen auf schon Bekanntes, verbunden mit wenig Risiko. Diesen Bindungstyp nennt man »unsicher-vermeidend«. Der Name ist in zweierlei Hinsicht bezeichnend. Erstens vermeiden es diese Kinder, Bindung zu aktivieren, da dies nicht Erfolg versprechend ist, und zweitens vermeiden diese Kinder auch weitestgehend ausgeprägte und riskante Lernerfahrungen.

In diesem Zusammenhang geht man von Kompetenzen der Kinder aus, das heißt, sie erlernen Handlungsmöglichkeiten hinsichtlich dessen, wie sie zukünftig Beziehungen gestalten können. Die Art und Weise, wie die Kinder ihre zukünftigen Beziehungen gestalten, ist allerdings nicht nur abhängig von der Qualität der Bindung an ihre Hauptbezugsperson, sondern auch von ihren aktuellen Entwicklungsaufgaben. Kinder können verschiedene Bindungstypen erlernen und zu bestimmten Bezugspersonen pflegen, das heißt in bestimmten Situationen (wie solchen mit hohem Stressanteil) zu verschiedenen Bezugspersonen verschiedene Bindungsmuster aktivieren. So kann ein Kind zur Mutter das Bindungsmuster einer »sicheren Bindung« und zum Vater einer »unsicher-vermeidenden Bindung« aktivieren. Es holt sich beispielsweise Trost bei der Mutter und ignoriert Kontaktangebote des Vaters. Es besteht allerdings keine »stärkere« Bindung zur Mutter, sondern lediglich eine »sicherere«. Das dominantere Schema setzt sich dabei durch. Die Kinder gebrauchen später alle erlernten Handlungsmöglichkeiten und nutzen sie bezüglich ihrer eigenen Gestaltungskompetenz, Beziehungen aufzubauen und weiterzugeben (durch eigene Elternschaft in die nächste Generation), und zwar auch die Handlungsmöglichkeiten aus dem nicht dominanten Spektrum.

Die Entwicklung der Bindung kann durch Störungen wie zum Beispiel eine dramatische Trennung von den Eltern und ihre Folgen (wie kurzzeitige oder längerfristige Trennung der Kinder von einem Elternteil, wechselnde Bezugspersonen durch Inobhutnahmen u. a.) in der bindungsrelevanten Zeit beeinflusst werden. Solche Ereignisse sind in der Lage, es dem Kind unmöglich zu machen, einen stabilen Bindungstyp aufzubauen. Wenn Kinder aufgrund äußerer Umstände keinen sicheren, unsicher-ambivalenten bzw. unsicher-vermeidenden Bindungsstil erlernen konnten, zeigen sie eine desorganisierte Bindungsqualität. Sie ist dadurch gekennzeichnet, dass Kinder in verschiedenen Situationen und manchmal auch gleichzeitig sichere, unsicher-vermeidende und unsicher-ambivalente Bindungsaktivitäten zeigen. In den meisten Fällen ist dies mit einer Bindungsstörung gleichzusetzen. Solche desorganisierten Bindungstypen können aber nicht nur durch den Verlust der Bezugspersonen entstehen, sondern auch durch Eltern, die auf das Sicherheitsverlangen ihrer Kinder entgegengesetzt reagieren: Das Kind braucht Nähe – die Eltern reagieren mit Distanz und Alleinlassen, das Kind braucht Schutz – die Eltern reagieren mit Schlägen. Diese Fälle scheinen Ausnahmen zu sein; allerdings stapeln sich diese Ausnahmen bei den Jugendämtern zu Aktenbergen. Im Kontakt mit diesen Kindern zeigt sich die desorganisierte Bindung uneinheitlich – keine oder aber eine sehr starke Reaktion bei Trennungssituationen; keine Kontaktaufnahme bei Spielsituationen; keine ungerichteten Kontaktversuche bezüglich unterschiedlicher Erwachsener; personen- und situationsunabhängiges Abwehrverhalten, wenn anwesende Personen Kontakt zum Kind aufnehmen wollen; oder auch alles parallel. Diese Kinder agieren dann oft wie in einem luftleeren Raum, als wären sie nicht von dieser Welt.

Kinder benötigen zum Lernen ihre Eltern, und zwar ganz elementar. Im besten Fall sind die Eltern 24 Stunden am Tag für sie da oder, besser gesagt, genau dann, wenn die Kinder sie benötigen. Was Kinder dagegen nicht gebrauchen können, sind häufige Wechsel von Bezugspersonen, zumindest wenn diese Wechsel den Verlust von etablierten Bindungen bedeuten. Solange eine Bezugsperson kontinuierlich vorhanden ist und die Bindungsaktivität des Kindes nicht mit Bestrafungen abwehrt, wird das Kind eine Bindung entwickeln, mit der es auch im Kontakt mit anderen Menschen reagiert. Sie wird entweder sicher und beständig, abwartend und beständig oder unbeständig, aber fordernd sein. Kinder ohne Ausbildung eines stabilen Bindungstyps werden den luftleeren Raum, in dem sie schweben, schwerlich verlassen können. Ihnen fehlt sozusagen die Erdung, um selbstständig einer glücklicheren Zukunft entgegengehen zu können. Ihre Möglichkeiten, die Beziehung zu anderen Personen zu gestalten sind stark eingeschränkt. Lerntherapie und auch andere Therapieformen, die den Beziehungsaspekt zwischen Klient und Therapeut betonen, können dem ein wenig entgegenwirken. Durch die Fokussierung auf die Beziehung macht der kleine Klient die Erfahrung einer *stetigen und verlässlichen* Beziehung. Zuweilen zum ersten Mal, und dann ist sie besonders wichtig.

Ein ergänzender Aspekt besteht darin, dass Säugling und Kleinkind durch den ständigen Austausch vor allem mit der Hauptbezugsperson lernen, innere Zustände und äußere Verhaltensweisen mit Begriffen zu belegen und dadurch innere Repräsentationen aufzubauen. Kinder müssen die Kenntnis der Ursachen ihrer Emotionen und Befindlichkeiten, deren Bandbreite und das bewusste Verstehen der Geschehnisse erst lernen. Ein Gefühl wie Angst ist zunächst nur als unspezifisch wahrgenommene Erregung vorhanden, ohne eine Idee, wodurch die Angst entstanden ist, wie man dieses Gefühl benennen kann und welche Möglichkeiten es gibt, damit umzugehen. Durch die Benennung seiner Gefühlszustände durch die Bezugsperson(en) entwickelt das Kind eine immer differenziertere Vorstellung des eigenen seelischen Erlebens. Gefühle werden fassbar und dadurch auch kontrollierbar. Dieser mit *Mentalisierung* bezeichnete Prozess setzt sich bis ins Erwachsenenleben fort, genau genommen endet er nie, denn man lernt das eigene Erleben im Laufe der Jahre immer feiner wahrzunehmen, Ursachenzusammenhänge zu erkennen und Formen des Umgangs zu entwickeln. Durch die am eigenen Erleben differenzierte Wahrnehmungsfähigkeit wird es möglich, Befindlichkeiten auch bei anderen zu erkennen und darauf zu reagieren.

## 2.3 Die Kind-Umwelt-Beziehung

Das Leben der Kinder ist immer eingebettet in eine vielfältige soziale, kulturelle und materielle Umwelt. Von der Beschaffenheit dieser Umwelt hängt auch die Art und Weise ab, in der sich ihre Entwicklung vollzieht. Wie kann man diesen vielschichtigen Kontext fassen, in dem das Leben, nicht nur das der Kinder, stattfindet? Was bedeutet es, Entwicklung im sozialen, kulturellen und ökologischen Kontext zu betrachten?

### 2.3.1 Annahmen über Aktivität und Passivität von Mensch und Umwelt

Man kann bezüglich des Menschen und seiner Umwelt jeweils eine innewohnende Aktivität oder Passivität annehmen (s. Oerter u. Montada 2008). Umwelt bedeutet dabei sowohl die soziale (andere Menschen) als auch die materielle Umwelt (Objekte).

Wenn man davon ausgeht, sowohl der Mensch als auch seine Umwelt seien im Prinzip *passiv*, dann heißt das, Entwicklung vollzieht sich nach einem vorab festgelegten, zur Natur gehörenden Plan des Werdens. Darauf basierende Theorien erklären Veränderungen allein durch Veranlagung und Reifung. Selbstgestaltungsmöglichkeiten gibt es nicht, denn der Mensch wird nicht als handelndes Subjekt gesehen.

Nimmt man an, der Mensch sei *passiv*, aber die Umwelt *aktiv*, dann bedeutet das für die menschliche Entwicklung, dass sie vollständig durch externe Umwelteinflüsse gesteuert wird. Durch Veränderung der Umwelt verändert sich auch die Entwicklung, sie ist damit von außen kontrollierbar. Der Mensch ist quasi Spielball der Umwelteinflüsse. Die klassische Konzeption des Behaviorismus, auf dem letztlich die Verhaltenstherapie basiert, gehört in diese Kategorie. Dort wird angenommen, die wichtigsten Faktoren in der Entwicklung des Menschen seien (von außen kommende) Belohnungen und Bestrafungen für sein Verhalten.

Geht man umgekehrt davon aus, der Mensch sei *aktiv*, aber seine Umwelt *passiv*, so schreibt man dem Menschen eine hohe Gestaltungskraft bezüglich seiner Entwicklung und seines Lebens zu, und zwar mehr oder weniger unbeeinflusst von äußeren Gegebenheiten. Der Mensch steuert und gestaltet sowohl sich als auch seine Umwelt, die das auch widerspruchslos mit sich machen lässt. - Diese wie auch die vorherige Position beinhalten eine gewisse Unlogik: Wenn jeder einzelne Mensch passiv ist, wodurch soll dann die Umwelt eines Menschen aktiv werden? Bzw. wenn jeder Mensch aktiv, seine Umwelt aber passiv sein soll, woraus soll diese passive Umwelt dann noch bestehen, wenn die Menschen darin alle aktiv sind?

Wir sehen die Annahme, die von einem *aktiven* Menschen in einer ebenfalls *aktiven* Umwelt ausgeht, als die einzig mögliche an. In dem Gesamtsystem Mensch und Umwelt gibt es wechselseitige Wirkkräfte, Beeinflussungen und Abhängigkeiten. Das bedeutet auch, dass die Veränderung eines Teils des Systems zu Veränderungen in anderen Teilen führen kann. Da der Mensch und seine Lebenswelt aus vielen unterschiedlichen Teilen bestehen, haben wir es mit einem komplexen Wirkungsgefüge zu tun. Die Theorie der kognitiven Entwicklung, wie Piaget sie sieht, gehört in diese Kategorie: Das Kind entwickelt seine kognitiven Fähigkeiten aus einer aktiven Auseinandersetzung mit seiner Umwelt heraus, dabei reagieren Kind und Umwelt wechselseitig aufeinander und beeinflussen sich dadurch gegenseitig.

### 2.3.2 Der kulturhistorische Ansatz nach Vygotsky

Lew Vygotsky (siehe dazu z. B. Berk 2020) entwickelte eine umfassende Theorie zur Erklärung von Entwicklungsprozessen, in der er als einer der Ersten auch die Bedeutung der Umwelt, insbesondere der Kultur, hervorhob. Er betonte, wie stark das Individuum und die Gesellschaft, in der es lebt, miteinander verbunden sind. Mit »historisch« ist die Einbeziehung von Vergangenheit, Gegenwart und Zukunft gemeint. Der Mensch verändert sich in Abhängigkeit von den gesellschaftlichen Bedingungen (vor allem von den sozialen und kulturellen) und den verwendeten Kommunikationsmitteln (von Sprache, Symbolen).

Was Kinder lernen, lernen sie von ihrer Umwelt. Insofern kommt alles »doppelt« vor: einmal kollektiv, indem die Umwelt etwas tut, was das Kind beobachten und übernehmen kann, und einmal individuell, indem das Kind die Tätigkeit ebenfalls ausführt. Damit hat es sie, in seiner individuellen Weise, auch für sich zur Verfügung. Ein Beispiel dafür ist die Sprache: Sie kann von Kindern nur gelernt werden, wenn sie ihr kontinuierlich ausgesetzt sind, sie immer wieder Laute, Wörter und Sätze hören und nach und nach immer mehr davon selbst produzieren können. Das bedeutet allgemeiner, dass geistige Tätigkeiten ihren Ausgangspunkt immer in sozialen Interaktionen haben.

Das bedeutet auch, dass für ein Kind die erfahreneren Kinder, größere Kinder und Erwachsene sozusagen Mentoren sind, die ihnen, sei es absichtlich oder nicht, neue Fähigkeiten vermitteln können. Das Kind übernimmt sie und verinnerlicht auf diese Weise nach und nach die kulturellen Verhaltensweisen. Interessant ist dabei die Idee der »Zone der nächsten Entwicklung«. Ausgehend von dem Punkt seiner Entwicklung, an dem das Kind gerade steht, kann es bestimmte neue Dinge lernen. Allerdings ist es dabei auf die Hilfe anderer Personen angewiesen, die diese Dinge bereits können und sie dem Kind vermitteln können. Die Zone der nächsten Entwicklung beinhaltet somit alles das, was das Kind noch nicht kann und auch nicht von allein, aber mit der Hilfe anderer lernen kann.

### 2.3.3 Leben in ökologischen Systemen

Wir leben in verschiedenen Einheiten, die sich gegenseitig beeinflussen. Diese Einheiten kann man als *Systeme* verstehen. Ein System ist dadurch gekennzeichnet, dass es aus mehreren Elementen besteht, die miteinander in Beziehung stehen, also aufeinander bezogen sind und sich wechselseitig beeinflussen. In einem System kann die Veränderung eines Elementes die Veränderung aller anderen Elemente nach sich ziehen. Man unterscheidet nach der ökologischen Systemtheorie (Bronfenbrenner 1981, siehe auch Berk 2020) vier Systeme unterschiedlicher Größe, in denen Menschen stehen bzw. mit denen sie zu tun haben, und die ineinandergeschachtelt sind: Mikro-, Meso-, Exo- und Makrosysteme.

Das erste kleine System, in das ein Kind gelangt, ist typischerweise die Familie. Dieses *Mikrosystem* kann zum Beispiel bei Alleinerziehenden aus zwei, bei einer Kleinfamilie aus drei oder, wenn zwei Kinder vorhanden sind, aus vier Personen bestehen. Das System verändert sich stark vor allem dann, wenn eine Person hinzukommt (z. B. Geburt eines Kindes) oder eine Person das System verlässt (z. B. Trennung der Eltern oder Tod eines Elternteils). Es verändert sich in der Regel aber auch, wenn sich eines der Elemente verändert. Der Wechsel der Arbeitsstelle und dadurch seltenere (oder häufigere) Anwesenheit zu Hause, eine Krankheit, eine von einem Partner nicht verstandene seelisch-geistige Weiterentwicklung des anderen Partners oder zunehmende Fähigkeiten und Wünsche beim Kind sind einige Beispiele dafür.

Ein Kind ist, außer dass es Teil der Familie ist, meist Teil weiterer Mikrosysteme. Dies können zum Beispiel die Großeltern sein, die das Kind besucht, der Kindergarten, die Schulklasse, der Sportverein.

Zu einem Mikrosystem gehören neben den beteiligen Menschen immer auch die physikalischen und materiellen Gegebenheiten. Bezogen auf das Mikrosystem Familie, sind das unter anderem die Wohnung mit ihrem Grundriss und ihrer Ausstattung, das Wohnumfeld und die finanzielle Situation der Familie.

Ein *Mesosystem* besteht aus den einzelnen Mikrosystemen, zu denen ein Individuum gehört, sowie ihren Wechselbeziehungen. Zum Mesosystem eines Kindes gehören in der Regel die Mikrosysteme Familie, Nachbarschaftsbeziehungen, Kindergartengruppe bzw. Schulklasse, Freundesgruppe, Sportverein und so weiter. Das Mesosystem verändert sich immer dann, wenn das Kind ein Mikrosystem verlässt (z. B. nicht mehr in den Kindergarten geht) oder in ein neues eintritt (z. B. bei der Einschulung). Auch die Eltern stehen in einem Mesosystem, welches wie für das Kind aus der Familie und weiteren Mikrosystemen besteht, meistens der Arbeitskollegen, der Nachbarschaft, eines Vereins, des Bekanntenkreises.

*Exosysteme* sind diejenigen Systeme, zu denen man selbst *nicht* gehört, mit denen man aber indirekt zu tun hat. Sie stellen soziale Rahmenbedingungen dar. Für Kinder sind das die Berufs-/Arbeitswelt der Eltern, die Schule (außer der eigenen Klasse), die Schule und die Cliquen/Freundeskreise der Geschwister. Auch wenn solche Systeme, denen man nicht angehört, scheinbar nur eine geringe Bedeutung haben, ist es doch so, dass nicht vorhandene oder nicht funktionierende Exosysteme eine negative Wirkung haben können. Zum Beispiel sind in Familien mit hoher sozialer Isolation, also geringen persönlichen oder gesellschaftlichen Bindungen nach außen, häufiger familiäre Probleme wie Ehekonflikte oder Kindesmisshandlungen zu verzeichnen als in Familien mit intaktem Exosystem.

Das *Makrosystem* bildet den gesellschaftlichen und kulturellen Rahmen, in dem Menschen leben. Dazu gehören das Wertesystem, Sitten und Gebräuche, aber auch die geltenden Gesetze. Dadurch werden beispielsweise die Rahmenbedingungen für Bildung, Familie und Erziehung, ergänzende Betreuungsformen (Kitas, Ganztagsschulen) oder die Art und Weise, wie berufliche Arbeitszeiten geregelt bzw. individuell verändert werden können, bestimmt.

Als Fazit aus der ökologischen Systemtheorie lässt sich Folgendes festhalten (Berk 2020): Menschen stehen in einem komplexen System von Beziehungen, die sich alle wechselseitig beeinflussen. Sowohl die Menschen als auch das gesamte System verändern sich dynamisch über die Zeit. Die menschliche Entwicklung ist weder nur von inneren Veranlagungen noch nur von äußeren Einflüssen bestimmt, vielmehr ist der Mensch gleichzeitig Produzent als auch Produkt seiner Umwelt und damit auch seiner eigenen Entwicklung. Die Umwelten unterscheiden sich von Mensch zu Mensch und führen damit zu Veränderungen in ganz verschiedene Richtungen. Insgesamt stellt sich Entwicklung als ein Prozess dar, der von komplexen Wechselwirkungen biologischer Faktoren und Umweltfaktoren beeinflusst wird.

## 2.4 Fallbeispiele (Anamnese)

*Sonja* war ein abwartendes Mädchen, das Belastungen, Anforderungen und Krisen eher aus dem Weg ging. Sie stand nicht gern im Mittelpunkt des Geschehens. Wenn es einmal lauter wurde, zog sie sich zurück. Im Kontakt mit ihrer Mutter wusste sie gut ihre Bedürfnisse durchzusetzen, vermied aber immer eine direkte Konfrontation mit ihr. Im Kontakt mit anderen Kindern wirkte sie eher abwesend und distanziert. Allerdings nahm sie alle verbalen wie auch nonverbalen Äußerungen der anderen Kinder wahr und konnte sie, wenn es nötig war, gut wiedergeben. Bei unseren abschließenden Fragen an die Kinder am Ende jeder Stunde, was denn wohl die anderen heute besonders gut gemacht haben, konnte sie die Ressourcen der anderen zuverlässig einschätzen und überraschte mit ihren Antworten nicht nur diese Kinder, sondern auch uns selbst.

Sonja kann man vermutlich am besten als ein Kind beschreiben, das einen unsicher-vermeidenden Bindungsstil zu Bezugspersonen pflegt. Sie schien allzu oft die Erfahrung gemacht zu haben, sich ihrer Bezugspersonen nicht sicher sein zu können. Oder, besser gesagt, sie wusste, wenn es darauf ankommt, kann sie sich nicht auf ihre Bezugspersonen verlassen. Ihr Stressniveau war hoch, ebenso wie ihre Tendenz aufzugeben.

Ihre anstehende Entwicklungsaufgabe, nämlich sich erfolgreich in Gruppen einzubringen, gelang ihr nur mit vollem Einsatz aller Ressourcen und unter dem Verzicht, eigene Bedürfnisse durchzusetzen. In ihrer Klasse wurde sie von niemandem wirklich wahrgenommen. Diese Unsichtbarkeit stand in krassem Gegensatz zu ihrer physischen Erscheinung. Ihr Bewusstsein ihrer Selbstwirksamkeit war nur schlecht ausgebildet. Damit waren zwei bedeutsame sicherheitsstiftende Anpassungskompetenzen (die interindividuelle und die intraindividuelle, vgl. Abschn. 3.2.1, »Das systemische Lern-Beziehungs-Modell«) unterdurchschnittlich ausgeprägt.

Ihre schulischen Fähigkeiten waren durchschnittlich, ausgenommen in Mathematik. Sie konnte zwar rechnen, hatte ein gutes Mengenverständnis und war dabei auch nicht auf ihre Finger angewiesen, was sie beim Spiel mit ihrem Kaufmannsladen bewies, löste aber mathematische Aufgaben in der Schule oder bei den Hausaufgaben nicht oder nur widerwillig. Ihre Lehrerin wie auch ihre Mutter waren darüber sehr besorgt und ratlos, da sie bis zu der Zeit, als sie zu uns kam, schon etliche Defizite aufgebaut hatte und den Anschluss zu verpassen drohte.

*Aaron* dagegen war fordernd. Er wollte Aktion. Ihm konnte es nicht laut genug werden. Als Begrüßungsritual sprang er im vollen Lauf seinen Lerntherapeuten an. Er war körperlich immer nah am Geschehen. Herausforderungen oder Anforderungen boxte er einfach weg. Unsicherheiten überspielte er mit Leichtigkeit. Er nahm keine Beschränkungen hinsichtlich der Erfüllung seiner Bedürfnisse hin, sondern versuchte, sie mit allen ihm zur Verfügung stehenden Mitteln durchzusetzen. Bei der Wahl der Spiele hatte er immer einen Vorschlag und war als Erster bereit, etwas Neues auszuprobieren. Wenn sein Wunsch nicht akzeptiert oder ein anderes Kind bevorzugt wurde, war das für ihn kaum aushaltbar, und er reagierte schimpfend, schreiend oder boxend.

Aaron pflegte einen unsicher-ambivalenten Bindungsstil zu Bezugspersonen. Seine Erfahrung war, nie vorhersagen zu können, ob eine Bezugsperson ihm Sicherheit böte oder nicht. Im Gegensatz zu

Sonja hat er zwar die Existenz von Sicherheit erfahren, er hat aber auch gelernt, dass er sich nie sicher sein kann, dass die Person zuverlässig da ist, wenn er sie braucht. Sein Stressniveau war hoch. Er hatte die gleiche aktuelle Entwicklungsaufgabe wie Sonja, nämlich sich erfolgreich in Gruppen einzubringen. Er versuchte, diese Aufgabe mit allen Mitteln zu bewältigen, und scheiterte oft daran. Ein Bewusstsein hinsichtlich seiner eigenen Selbstwirksamkeit konnte er bis dahin noch nicht aufbauen. Er sah sich häufig in der Rolle des Schuldigen, für die Rauferei im Schulhof ebenso wie für den Ärger seiner Mutter. Daher zeigte er ein völlig anderes Verhalten als Sonja, das aber auf den gleichen unterdurchschnittlich ausgebildeten Anpassungskompetenzen beruhte wie bei ihr.

Seine schulischen Fähigkeiten waren durchschnittlich, allerdings befand er sich, wie es seine Lehrerin ausdrückte, in einer Abwärtsspirale. Die anfänglich guten bis sehr guten Leistungen waren nur noch durchschnittlich, und sein oppositionelles Verhalten führte oft dazu, dass er vom Unterricht ausgeschlossen wurde. So baute er weitere Defizite auf. Ebenso kam es des Öfteren vor, dass er sich selbst vom Unterricht ausschloss und lieber die Zeit mit Freunden in seiner häuslichen Umgebung verbrachte.

# 3 Zentrale Aspekte der systemischen Lerntherapie

## 3.1 Strukturelle Aspekte

Anlass für eine Lerntherapie sind oft Schwierigkeiten beim Erwerb von Lese- und Rechtschreibfähigkeiten, mitunter kombiniert mit auffälligem, in irgendeiner Weise originellem Verhalten. Wer Schwierigkeiten macht, ist also das Kind, indem es ihm anscheinend nicht gelingen will, die pädagogischen Konzepte der Lehrer und die erzieherischen Instrumente der Eltern so anzunehmen, wie es die anderen Kinder offenbar vermögen. Bei der Frage, wie es dazu kommen konnte, entsteht erfahrungsgemäß schnell der Gedanke, die Lernstörungen seien vom Himmel gefallen. Ohne besonderen Grund entstehen sie in der Stratosphäre und suchen sich ihren Weg durch die Wolken, setzen sich zufällig auf irgendwelchen Kindern ab und entfalten fortan ihre Wirkung. Demnach sind die Kinder selbst für ihre Symptome verantwortlich, denn sie hätten ja auch weggehen können, um so den herabfallenden Lernstörungen auszuweichen. Wenn man den Kindern jedoch diese Eigenverantwortlichkeit unterstellen will, muss man dann nicht auch annehmen, sie strebten nach möglichst viel Lust und versuchten, Frustration zu vermeiden, ebenso wie wir es auch bei Erwachsenen annehmen? Normalerweise begibt sich kein Mensch freiwillig in Situationen, von denen er wissentlich nur Enttäuschungen, aber keinen Nutzen erwarten kann. Also bleibt die Frage, warum die Kinder unter den Lernstörungen regnenden Wolken stehen bleiben. Jemand muss sie dort, vielleicht sogar mit einem guten Grund, hingestellt haben, verbunden mit dem Auftrag, sich keinesfalls wegzubewegen. Solcher guten Gründe gibt es viele: Begrenzte Ressourcen der Eltern (z. B. durch Trennung, berufliche oder psychische Belastung) oder der Lehrer (durch berufliche Belastung, einen begrenzenden und rigiden Interaktionsraum o. a.) sind nur einige Beispiele. Denn warum die Genetik als Erklärung nicht funktioniert, haben wir im dortigen Abschnitt (2.1.1) gesehen.

### 3.1.1 Familiäre Kontexte

Jede Familie befindet sich in einem kontinuierlichen Entwicklungsprozess. Sie durchläuft verschiedene Lebensphasen. Mit der Geburt eines Kindes muss sich die Familie neu organisieren und ein neues Selbstverständnis entwickeln. Bei der Einschulung der Kinder beginnt wiederum eine neue Phase, dann nochmals eine, wenn Kinder in der Pubertät zu Jugendlichen werden, und schließlich wiederum eine dann, wenn die Kinder als junge Erwachsene das elterliche Haus verlassen. Jede Phase hat ihre eigenen Aufgaben für die Familienmitglieder, die sie bewältigen müssen. Zudem können andere kritische Lebensereignisse hinzukommen, wie zum Beispiel der Tod eines Elternteils, Scheidung der Eltern, erneute Heirat eines Elternteils (Patchworkfamilie), schwere Erkrankung eines Elternteils oder beider Eltern, die Zunahme der Auseinandersetzungen zwischen den Eltern, um nur einige besonders stark wirksame Ereignisse zu nennen. Sie stellen alle Beteiligten vor große Herausforderungen. Sehr viele Kinder sind von einem oder mehreren dieser Lebensereignisse betroffen (beispielsweise beträgt die Scheidungsrate etwa 50 %). Damit Kinder ihre Entwicklungsaufgaben lösen und ihre Entwicklung gesund durchlaufen können (vgl. Abschn. 2.2), benötigen Sie jedoch verlässliche Bezugspersonen und einen berechenbaren familiären Kontext. Sind diese beiden Kriterien gegeben, können sich die allermeisten Kinder relativ problemlos auch an sehr widrige Lebensumstände anpassen und ihre Entwicklung absichern. Nicht nur die Kinder, auch die Eltern stehen angesichts kritischer Lebensereignisse vor besonderen und mitunter schwer zu bewältigenden Herausforderungen. Anders als ihre Eltern sind Kinder jedoch von ihrem unmittelbaren Umfeld in existenzieller Weise abhängig. Problematische Ereignisse in der Familie stellen für sie daher eine besondere Belastung dar, für deren Bewältigung sie alle ihre Ressourcen aktivieren müssen und die sie dennoch meist überfordert.

Wie gut den Beteiligten die Bewältigung solch einer Krise gelingt, ist am ehesten erfahrbar durch einen Blick auf die innerfamiliäre Situation. Es gibt eine Reihe von Aspekten, auf die man dabei schauen kann. Sie sind sehr gut bei Retzlaff (2019) beschrieben: Dazu gehören zum Beispiel das Nähe- und Distanzverhalten in der Familie, die Rollenstruktur, die Art der Kommunikation, angewandte Problemlösestrategien und Konfliktmuster, das Selbstbild der Familie und ihrer Mitglieder, materielle und ökopsychologische Ressourcen sowie der Umgang der Beteiligten mit Krisen.

Neben dieser psychologischen Betrachtung der Familie ist auch eine soziologische notwendig. Familien unterscheiden sich nicht nur durch ihre individuelle Ausgestaltung ihrer Beziehungen, sondern auch durch einen übergeordneten Handlungsrahmen. Gemeint sind damit milieutypische Unterschiede. Für den beratenden oder therapeutischen Kontext ist es wichtig zu wissen, welche übergeordneten Normen die Beziehungsgestaltung beeinflussen. Familien mit eher traditionellen[8] Grundsätzen haben eine andere Sicht auf familiäre Arbeitsteilung und Kindererziehung als solche mit familistischen[9] oder individualisierten[10] Grundsätzen. Die verschiedenen Milieus haben ihre individuellen Leitvorstellungen, »die das soziale Handeln legitimieren, die Spielregeln festlegen und Begründungsmuster anbieten« (Koppetsch u. Burkart 1999, S. 19).

Auslöser für strukturelle Störungen im Familienleben gibt es in vielen Familien, aber nicht alle von ihnen bilden auch dysfunktionale Interaktionsmuster aus. Solche Interaktionsmuster sind zum Beispiel vorhanden, wenn die Schuld für ein Problem ausschließlich beim anderen und in der Vergangenheit gesucht wird oder wenn einer der Beteiligten auf Probleme immer mit Rückzug reagiert. Ebenso häufig finden wir Verschiebungen, bei denen die Schuldigen stets außerhalb der Familie gesucht werden. Alle diese Muster haben die Gemeinsamkeit, dass sie Reaktionen auf Ereignisse sind, die mit den aktuellen Ressourcen nicht anders verarbeitet werden können. Diese Reaktionen wiederum sind alte, gut gelernte Problem- und Konfliktmuster. Wie in Abschnitt 2.1.4 beschrieben, kommen in Angst- oder Stresssituationen eher einfache Reaktionsmuster zum Tragen als komplexere oder kreative Strategien. Haben wir also für eine aktuelle Krise keine Problemlösemechanismen oder können effiziente Mechanismen nicht aktivieren, weil uns dazu die Ressourcen fehlen, nutzen wir früher gelernte oder wenig aufwendige Handlungsabläufe. Beide Strategien können das eigene unmittelbare Überlebensbedürfnis sichern, reichen zur Deckung der Bedürfnisse des Partners aber nicht aus, von den Bedürfnissen der Kinder ganz zu schweigen. Vereinfacht gesagt kann zum Beispiel durch eine Trennung der Eltern das Bedürfnis

8 Mit dem traditionellen Milieu beschreiben Koppetsch und Burkart (1999), verkürzt gesagt, eine Familie mit prägenden Ritualen und festen Zuschreibungen. So wird in diesen Familien der Vater eher als Kopf gesehen und die Mutter als Hals, der diesen Kopf dreht. Die Integration des Vaters in den Beratungsprozess stellt hier eine große Herausforderung dar.

9 Das familistische Milieu beschreibt eine Familie mit einem veröffentlichten »Wirgefühl«. Zwar wird auch hier der Vater eher als Ernährer und die Mutter als Familienmanagerin gesehen, gefühlt stehen aber beide mitten in der Familie.

10 Das individualisierte Milieu beschreibt eine Familie, in der, oberflächlich gesehen, keine geschlechtsabhängigen Rollenzuweisungen existieren.

zumindest eines Elternteils befriedigt werden, das der Kinder nach gemeinsamer Elternschaft aber eben nicht. Im besten Fall werden die Eltern versuchen, den Kindern ihre Trennung zu erklären. Für die Kinder aber bleibt die Erkenntnis, dass, wenn einer in der Partnerschaft nicht mehr liebt, der andere dann verliert. Diese Kinder unternehmen alles, um ihren familiären Kontext abzusichern, und das ist für sie unendlich viel wichtiger als das kleine Einmaleins in der Schule.

### 3.1.2 Schulische Kontexte

Bezogen auf das Mikrosystem Schulklasse möchten wir einen Aspekt herausgreifen, der im Zusammenhang der Lerntherapie besonders wichtig ist, da er oftmals Mitursache für Lernstörungen ist, nämlich die Tatsache großer Klassen mit einheitlichem Standard. Je größer die Klasse, desto schwieriger ist es für den Lehrer, auf die Individualität und den jeweiligen Entwicklungsstand der einzelnen Schüler Rücksicht zu nehmen. Für die meisten Schüler ist der Lehrstoff passend zum Stand ihrer geistigen Entwicklung, immer wieder für einzelne jedoch nicht. Piagets Stufenmodell der kognitiven Entwicklung (Abschn. 2.2.2) macht zwei Dinge deutlich: Erstens erwirbt jedes Kind erst nach und nach die kognitiven Fähigkeiten, die uns als Erwachsenen so selbstverständlich erscheinen, das heißt, je jünger ein Kind ist, desto mehr Dinge kann und beherrscht es noch nicht. Zweitens steht zwar die Abfolge in etwa fest, in der sich die Fähigkeiten ausbilden, nicht aber das genaue Alter, in dem das jeweils geschieht. Wenn die 30 Kinder einer Klasse den Unterschied zwischen »d« und »b« lernen sollen und das 29 auch gelingt, einem jedoch nicht, weil »d« und »b« in seiner Wahrnehmung beide nur ein Strich mit einem Kuller sind, dann ist dieses eine Kind mit seiner geistigen Entwicklung noch nicht so weit, den feinen Unterschied erkennen zu können. Der Lehrer wird nicht so schnell an seiner Methodik und Didaktik zweifeln, weil 29 von 30 Kindern verstanden haben, worum es geht. Folglich liegt der Verdacht nahe, das eine Kind sei unwillig, lustlos, intelligenzgemindert oder wolle den Lehrer ärgern. Wenn solche Fälle über die Klassen und Altersstufen immer wieder auftreten, sind die Lehrer überfordert, hier auf jedes Kind individuell angemessen einzugehen, jedenfalls bei den vorherrschenden Klassenstärken.

Zur Veranschaulichung dient die Abbildung 4. An der x-Achse ist das Alter abgetragen und an der y-Achse der Anteil der Kinder, die eine bestimmte Fähigkeit (z. B. die Fähigkeit Z) in dem jeweiligen Alter erwerben. Wie bei vielen anderen Zusammenhängen entsteht eine Kurve mit einem glockenförmigen Verlauf.

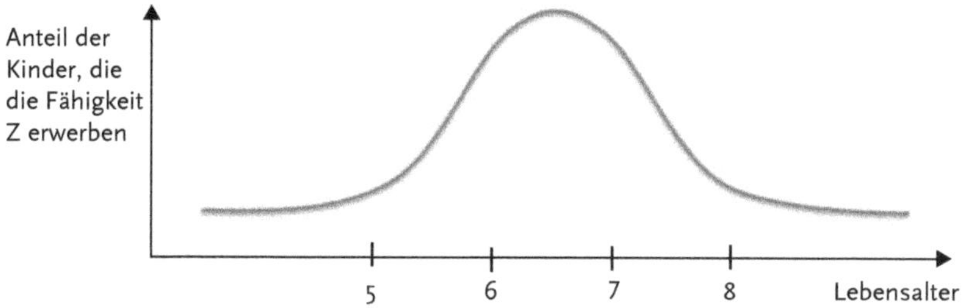


*Abb. 4: Entwicklung einer Fähigkeit in den Altersstufen*

Man kann ersehen, dass die meisten Kinder die Fähigkeit Z im Alter zwischen sechs und sieben Jahren erwerben. Einige Kinder jedoch können Z bereits mit fünf und einige andere erst mit acht Jahren. Dadurch entsteht das Problem: Da man dem Kind Z nicht beibringen kann, muss man abwarten, bis es von sich aus diesen Reifungsschritt tut. Also kann es momentan nichts lernen, was Z voraussetzt. Da der spätere Lehrstoff in der Regel auf dem vorangegangenen aufbaut, kann das Kind auch in der Folge bestimmte Inhalte nicht verstehen. Aus diesen Überlegungen wird auch deutlich, warum Nachhilfe in solchen Fällen nichts bewirken kann. Solange ein Kind noch nicht über die Fähigkeit Z verfügt, also zum Beispiel bei Buchstaben alle Details wahrzunehmen, kann ihm auch der Unterschied zwischen »d« und »b« nicht beigebracht werden. Überspitzt gesagt, liegt der Nachhilfe die Idee zugrunde, die Methode sei richtig, aber das Kind falsch. Das mag in manchen Fällen auch ein passender Ansatz sein, gilt jedoch nicht, wenn Kinder aufgrund von noch nicht ausgereifter Wahrnehmungsfähigkeit für Details bei Buchstaben Schwierigkeiten beim Lesenlernen haben.

Wenn die nicht ausgereifte Wahrnehmungsfähigkeit im kognitiven Entwicklungsstand des Kindes begründet liegt, handelt es sich um eine defizitäre Ursache. Es liegt ein Defizit in der Leistungsfähigkeit vor, denn das Kind verfügt nicht über eine bestimmte, für die Aufgabe notwendige Fähigkeit und würde auch unter anderen Umweltbedingungen nicht über sie verfügen. Sie stellt sich erst durch die weitere

Reifung des Gehirns im Zeitablauf ein. Hier hilft, wie oben im Zusammenhang mit Piagets Stufenmodell beschrieben, keine Nachhilfe, sondern es muss die Ausbildung der Wahrnehmungsfähigkeit abgewartet werden. Die Erwachsenen müssen dies erkennen und auf die Begrenzungen des Kindes Rücksicht nehmen.

### 3.1.3 Lösungen der Kinder

Schon »normale« Familien ohne besondere Krisen oder Problemstellungen haben konstant die Konflikte des Alltags zu regeln. Hieran sind auch die Kinder immer beteiligt. Sie müssen diese Konflikte zusätzlich zu ihren jeweiligen Entwicklungsaufgaben bewältigen. Das überfordert Kinder in der Regel nicht, wenn die familiäre Situation stabil ist und ihnen Sicherheit bietet. Treten jedoch außergewöhnliche Probleme (wie z. B. die oben genannten) hinzu, dann kommt es auf die Ressourcen der Familie an – davon ist abhängig, ob die Kinder mit der Gesamtlage aus Entwicklungsaufgaben, Alltagskonflikten und besonderen Problemen gut umgehen können oder nicht.

Sind diese Ressourcen in der Familie nicht ausreichend vorhanden, drücken die Kinder ihre Überforderung oft durch ihr Verhalten aus. Wenn sich zum Beispiel die Eltern trennen und gleichzeitig die Entwicklungsaufgabe besteht, Gruppenfähigkeiten zu lernen, dann bilden sich spezifische Handlungs- und Interaktionsmuster dafür aus, mit den Ereignissen irgendwie umgehen zu können (z. B. zurückgezogenes Verhalten, aber auch aggressives und forderndes Verhalten). Alternativ können die Kinder mit Defiziten, bezogen auf ihre Entwicklungsaufgabe, antworten, also zum Beispiel durch fehlende Gruppenkompetenzen. Alle diese Handlungsvarianten der Kinder werden dazu führen, dass sie von Anfang an Defizite in schulischen Angelegenheiten aufbauen. Wie schon Betz und Breuninger (1998) treffend beschrieben haben, entsteht für die Kinder damit ein Teufelskreis aus gesellschaftlichen Anforderungen, ihren zu schwach ausgeprägten Selbstwirksamkeitserwartungen und den daraus entstehenden Reaktionen der Familie.

### 3.1.4 Schlussfolgerungen

Kinder handeln nicht, weil sie es aktiv und bewusst so wollen, sondern weil sie entweder dadurch wachsen können (Exploration) oder weil sie auf diese Weise ihr biografisches Biotop schützen (Sicherheit; mehr dazu in Abschn. 3.2.1, »Das systemische Lern-Beziehungs-Modell«). Sie agieren und reagieren immer in einem Netzwerk aus Beziehungen, und sie passen sich ihm mit ihren Möglichkeiten an. Somit können Kinder als Träger der Symptome ihres unmittelbaren Umfeldes wahrgenommen werden. Sie agieren als abhängige Systemmitglieder für den Fortbestand, aber auch das Wachstum ihres Systems. Ihre Mittel sind temporäre Defizite, die ein System stabilisieren, aber auch irritieren können. Kinder »arbeiten« immer für ihr System. Da Kinderarbeit aber verboten ist, muss in der Lerntherapie die Arbeit mit den Eltern und dem Umfeld eine besondere Bedeutung erhalten. Dazu gehört, Symptome immer für ihre beziehungsgestaltende Funktion wertzuschätzen und die innerfamiliäre Situation ausreichend zu explorieren. Auf diese Weise kann der Lerntherapeut zu einem wirklichen Verständnis der gezeigten Symptome gelangen und den guten Grund dafür erfahren. Anschließend kann er helfen, ungenutzte Ressourcen zu erschließen und neue Handlungsmöglichkeiten aufzubauen. Ziel ist es, ein Umfeld zu gestalten, das es den Familienmitgliedern ermöglicht, mit Krisen wachstumsorientiert umgehen zu können.

### 3.1.5 Fallbeispiele

*Sonja* vermisste ihren Vater. Auf die Kontakte mit ihm freute sie sich sehr. Sie war bei diesen Besuchen nicht allein bei ihm, sondern wurde in seine neue Familie einbezogen. Leider waren diese Besuche sehr unregelmäßig. Manchmal vergaß der Vater einen Termin und kam zu spät zum Abholen, oder die Eltern stritten sich um finanzielle Aspekte und konnten sich auf keinen Termin einigen. Für ihre Mutter war die Sehnsucht, die Sonja nach ihrem Vater hatte, kaum nachzuvollziehen. Sie tolerierte sie, ihren Unmut darüber teilte sie Sonja allerdings mit. Im Leben der Mutter gab es auch einen neuen Lebenspartner, der aber mit Sonja (bzw. Sonja mit ihm) nicht besonders gut auskam. Die Beziehung ihrer Mutter mit ihm litt darunter. In der Zusammenschau wirkte die Gestaltung der Nachtrennungsfamilie durch die Eltern wenig geglückt. Es gab keinerlei gemeinsame Elternschaft mehr für Sonja, etwa durch gemeinsam verbrachte Stunden beim Abholen oder an Festtagen. Ebenso war es den Eltern kaum bewusst, wie sich negative Äußerungen über den jeweils anderen bei ihrem gemeinsamen Kind niederschlugen. Kontakte wurden zwar wahrgenommen, allerdings waren die Termine für Sonja kaum vorhersagbar. Die Auswirkungen der Gleichstellung Sonjas mit den anderen Kindern in der neuen Familie des Vaters, deren leiblicher Vater er nicht war, waren ihm ebenso nicht bewusst.

In *Aarons* Familie kollidierten mehrere Umstände miteinander. Seinen leiblichen Vater kannte er nicht. Der neue Lebenspartner seiner Mutter hatte mit ihm ein herzliches, aber kaum vertrauensvolles Verhältnis. Seine erste und einzige Bezugsperson war seine Mutter. Die Familie selbst stand vor dem Problem, mehrere familiäre Lebensphasen gleichzeitig zu bewältigen. Aaron ging in die Schule, seine beiden Halbgeschwister waren Kleinkinder, eines davon noch ein Säugling. So musste die Familie die Rhythmen eines Schulkindes, eines Kleinkindes und eines Säuglings miteinander in Einklang bringen. Aarons Bezugsperson hatte kaum Zeit für ihn, auch dann nicht, wenn er sie dringend gebraucht hätte. Dieser Umstand und auch, dass sich diese hohe Belastung auf lange Sicht nicht würde verändern lassen, war der Mutter wohl bewusst. Eine freiwillige Inobhutnahme Aarons durch das Jugendamt wurde, als wir in diesen Fall einstiegen, gerade diskutiert. Da Aaron seinen Vater nicht kannte, konnte man ihn mit einigem Recht als Halbwaisen bezeichnen, zumindest waren die Auswirkungen auf ihn dergestalt. Durch die drohende Inobhutnahme, von der er wusste, war die Gefahr sehr real, auch seinen anderen Elternteil zu verlieren, zwar nicht vollständig, aber in einem Maße, dass es für Aaron nicht folgenlos blieb.

## 3.2 Entstehung und Auflösung von Lernschwierigkeiten

Wir möchten grob drei Ursachengruppen für die Entstehung von Lernstörungen unterscheiden, nämlich körperliche, psychiatrische und umweltbedingte Faktoren. Tabelle 3 gibt einen zusammenfassenden Überblick.

Liegen körperliche Störungen vor, ist die Medizin zuständig (Zeile 1 in der Tabelle). Im besten Fall wird die Einschränkung so früh erkannt, dass sich noch keine dauerhaften Lern- oder Leistungsstörungen ausgebildet haben. Gleiches gilt für Störungen im seelischen Bereich (Zeile 2), die in der Regel psychotherapeutisch behandelt werden. Allen diesen Störungsbildern ist gemeinsam, dass sie in der ICD-10[11] gelistet sind und somit ein Arzt oder Psychotherapeut die Behandlung verantwortlich übernimmt. Auch körperliche oder psychiatrische Störungen, die medizinisch be-

11 *International Classification of Deseases* (10. rev.) = die systematische Auflistung aller bekannten Erkrankungen; als Diagnoseschlüssel im deutschen Gesundheitssystem verbindlich. Der Teil V (F) beinhaltet die psychischen Störungen.

handlungsbedürftig sind, können in der Folge zu Lernstörungen führen, bei denen eine lerntherapeutische Begleitung sinnvoll ist. Wenn erste Defizite entstehen, kann das Kind in eine Spirale aus Versagen, Druck von außen, Stress und Lernblockaden geraten. Eine begleitende Arbeit mit dem Kind und möglichst auch seinem Umfeld kann in Ergänzung zur medizinischen Behandlung auf anderen Ebenen ansetzen und die Beteiligten bei einer Bewältigung ihrer Situation unterstützen.

| **Mögliche Ursachen für Lernstörungen** | **Diagnose** | **Maßnahmen** | **Kostenträger** | **Qualifikation des Therapeuten** | **Gesetzliche Grundlage** |
|---|---|---|---|---|---|
| körperliche Störung, z. B. Schwerhörigkeit | gem. ICD-10 | medizinische Behandlung | Krankenkasse | Arzt | z. B. Bundesmantelvertrag – Ärzte und SGB V |
| psychiatrische Störung, z. B. Autismus | gem. ICD-10 | psychotherapeutische oder ärztliche Behandlung | Krankenkasse | Psychotherapeut, Arzt | i. d. R. PsychThG sowie Bundesmantelvertrag – Ärzte und SGB V |
| Umwelteinflüsse | Nichterfüllung kindlicher Bedürfnisse | z. B. Lerntherapie | i. d. R. Eltern | keine formalen | § 1 Abs. 2 Satz 3 PsychThG |

*Tab. 3: Ursachengruppen bei Lernstörungen*

Die Ursachengruppe *Umwelteinflüsse* ist sehr breit und durch eine einzige Bezeichnung auch nur schwer fassbar. Mit den kindlichen Bedürfnissen, die möglicherweise nicht ausreichend erfüllt werden, sind zum Beispiel folgende gemeint:

- Bezugspersonen fehlen oder wechseln ständig.
- Das Kind wird nicht zureichend als eigenständiges Individuum wahrgenommen, und es wird zu viel Unterordnung verlangt, sodass es sein Wesen nicht genügend ausdrücken kann.
- Das Kind leidet unter elterlichen Konflikten.

- Das Kind ist mit anderen Aufgaben überfordert (z. B. durch Parentifizierung).

Ein Spezialfall in der Gruppe der Umwelteinflüsse ergibt sich, wenn der erste Ausgangspunkt eine fehlende kognitive Reife beim Kind ist. Damit ist gemeint, dass sich ein bestimmter kognitiver Entwicklungsschritt noch nicht ereignet hat und das Kind somit bestimmte Sachverhalte noch nicht erfassen kann. Wird darauf von der Umwelt nicht geachtet und pädagogisch keine Rücksicht genommen, wird das Kind in der Folge Defizite entwickeln. Ein Beispiel dafür haben wir in Abschnitt 3.1.2 erläutert.

Die Übersicht ist stark vereinfachend und berücksichtigt zum Beispiel keine Kombinationen zwischen den unterschiedlichen Ursachen. Generell sind die meisten auftretenden Störungen und Schwierigkeiten ein Ergebnis mehrerer und oft über längere Zeit wirksamer Einflussfaktoren, die auch miteinander in Zusammenhang stehen. Wenn überhaupt, ist solch ein multifaktorielles Ursachengeflecht nur mit intensiven Bemühungen und viel Zeit zu entwirren. In bestimmten Fällen kann es sinnvoll sein, zum Beispiel im Rahmen einer längeren Psychotherapie, diesen Versuch zu unternehmen, um in der Beziehung im therapeutischen Prozess auf einer seelisch tiefen Ebene wirksam sein zu können. Für diejenigen Fälle, in denen dieses Vorgehen nicht angezeigt ist, möchte das vorliegende Buch einen Rahmen darstellen und praktische Anregungen bieten.

Um es noch einmal klar zu benennen: Wenn beim Kind weder Ursachen körperlicher (Beeinträchtigung der Sinne, Hirnschädigung, Körperbehinderung usw.) noch psychiatrischer Art (Intelligenzminderung, Autismus etc.) vorliegen, sind die Voraussetzungen für eine normale Entwicklung gegeben. Da für die Lernstörung also keine Ursache gefunden werden kann, die sich *im* Kind lokalisieren lässt, müssen die auslösenden Bedingungen *außerhalb* des Kindes zu suchen sein. Das ist logisch, denn jeder im Prinzip gesunde Mensch trägt die Fähigkeit in sich, lesen, schreiben und rechnen lernen zu können, genauso wie er auch sprechen, greifen und gehen lernen kann. Es ergibt sich psychologisch und in jedem einzelnen Fall anders, wie das Kind auf seine Umweltbedingungen reagiert und welche Verhaltensweisen es ausbildet. Wir sind davon überzeugt, dass ein Kind, das nicht lesen, schreiben oder rechnen kann, dies *noch nicht* kann, weil es dafür einen guten Grund hat. Aufgabe des Lerntherapeuten ist es, diesen guten Grund herauszufinden und dementsprechend mit dem Kind und seinem Umfeld zu arbeiten, das heißt, dem Kind bzw. dem System Alternativen (also alternative Handlungsstrategien) anzubieten oder Anregungen zu geben, wie die Ursachen für ihre guten Gründe bearbeitet werden können.

### 3.2.1 Das systemische Lern-Beziehungs-Modell

Im Folgenden möchten wir ein Modell vorstellen, das, wie wir finden, nützlich dafür ist, die guten Gründe der Kinder zu verstehen (Abb. 5). Es ist von uns aus psychologischen Entwicklungstheorien unter einer systemischen Perspektive abgeleitet worden.

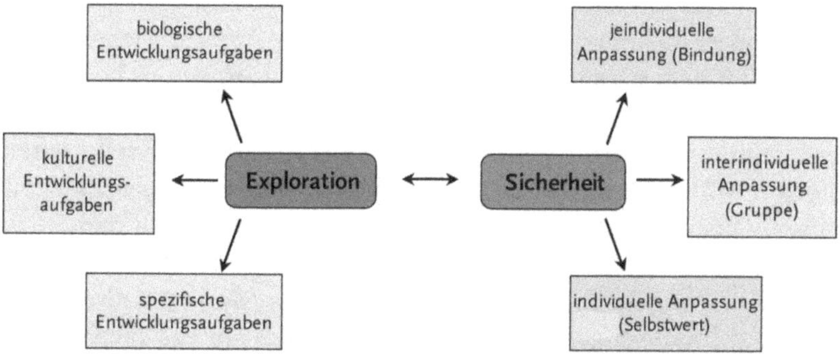


*Abb. 5: Pendel zwischen Exploration und Sicherheit*

#### Der natürliche Dualismus von Individualität und Beziehung in der Autogenese des Menschen

Der Mensch steht von seiner Geburt an bis ins hohe Alter in einem übergeordneten Bedingungsgefüge. Auf der einen Seite will er seine Welt erkunden, er will lernen und wachsen. Die Ausstattung (die neurobiologischen Grundstrukturen), mit der er auf die Welt kommt, zwingt ihn regelrecht dazu, besonders zu Beginn seiner Entwicklung. Auf der anderen Seite benötigt er Sicherheit, um neue Handlungsstrategien überhaupt ausprobieren zu können. Das Suchen nach neuen Lernerfahrungen nennen wir »Exploration«. Sie ist darauf angelegt, die anstehenden Entwicklungsaufgaben zu lösen. Das können die biologisch bedingten Entwicklungsaufgaben (Havighurst) bzw. Krisen (Erikson; s. Abschn. 2.2.1 und 2.2.3) sein, die zum Teil auch eine Voraussetzung dafür darstellen, Sicherheit zu erlangen, oder auch kulturelle oder individuell spezifische Entwicklungsaufgaben. Die spezifischen Entwicklungsaufgaben treten nicht bei allen Menschen auf. Dazu gehören zum Beispiel Trennung und Scheidung der Eltern, eine lange Krankheit und Ähnliches.

Die für die Exploration notwendige Sicherheit gewinnt das Individuum unter anderem durch drei verschiedene Möglichkeiten der Anpassung. Eine gerade in den ersten Lebensjahren wichtige Anpassungsleistung sind die Bindung an eine Bezugsperson und der Aufbau einer stabilen Bindungsform (jeindividuelle[12] Anpassung). Später steht die Entwicklung von Gruppenkompetenzen an, die für einen erfolgreichen Schulbesuch wichtig sind. Diese interindividuelle Anpassungsleistung ist aufgrund unseres Lebens in sozialen Beziehungen besonders bedeutsam und wird oft unterschätzt.[13] Schließlich können wir Menschen auch durch eine intraindividuelle Anpassungsleistung an Sicherheit gewinnen. Indem wir uns mit Aufgaben beschäftigen, die wir bewältigen können (Hobby, Berufswahl, soziale Engagements), oder die Ergebnisse von Bewältigungsversuchen bei neuen Aufgaben realistisch reflektieren, steigern wir unser Selbstwertgefühl. Wir schwingen also permanent in einem Dualismus zwischen Anpassung an das Gegebene und Suche nach Neuem, zwischen dem Bedürfnis nach Sicherheit und dem Bedürfnis, zu lernen und Neues auszuprobieren. Dieser Dualismus gilt nicht nur für die ersten Lebensjahre. Er begleitet uns das ganze Leben. Als Erwachsene suchen wir in Krisensituationen nach Sicherheit und können sie dann über erworbene Handlungskompetenzen in den meisten Fällen auch wiederherstellen. Das unterscheidet den erwachsenen Menschen vom Kind, das diese Handlungskompetenzen erst ausbilden muss. Kinder sind eben keine kleinen Erwachsenen.

---

12 Das Wort »jeindividuell« stammt von Gerd Jüttemann, ehemals Professor an der TU Berlin, zumindest hat er es in seinen Seminaren immer verwendet. Er wollte eine Extrastufe schaffen zwischen »interindividuell« (gemeint sind *mehrere* Menschen) und »intraindividuell« (gemeint ist *ein* Mensch mit verschiedenen Persönlichkeitsanteilen). »Jeindividuell« bezeichnet eine Interaktion (oder anderes) zwischen *wenigen* Menschen (meistens zwei – wie etwa bei der Etablierung der Bindung zwischen Kleinkind und Elternteil) und beschreibt unserer Meinung nach am besten die Konstellation Therapeut/Klient als eine einzigartige Beziehung mit vielen Interaktionen.

13 Bei der Diskussion über das Betreuungsgeld beispielsweise, das es von 2013 bis 2015 für Eltern gab, die ihre Kinder nicht in eine Kita gaben, wurde eher in Richtung der Eltern diskutiert, das heißt im Sinne der Nützlichkeit für die Eltern hinsichtlich einer besseren Passung von Beruf und Familie. Dabei wurden die positiven Auswirkungen (Erwerb von Gruppenkompetenzen zur sozialen Integration) eines Kita-Besuches für das Kind politisch unterschlagen oder naiv vergessen. Ebenso sollte nicht vergessen werden, dass der größere Wirkfaktor für die »Förderung« der Kinder in der Kita nicht die Vermittlung der Kulturtechniken durch die Erzieher, sondern die bloße Teilnahme der Kinder am Gruppenkontext ist.

Was dieses Modell deutlich macht, ist die grundlegend positive Wirkung einer tragfähigen Beziehung zwischen Klient und Therapeut. Sie stellt für den Klienten eine Quelle von Sicherheit dar, die für ihn seit der Herausbildung eines Bindungstyps nutzbar ist. Auch wird deutlich, warum es Kindern ohne adäquate Gruppenerfahrungen schwerfällt, den Schuleintritt zu bewältigen. Im schulischen Rahmen ist es den Lehrern meistens nicht möglich, zu jedem Kind in der Klasse eine verlässliche Beziehung aufzubauen. Die von vielen Teilen der Gesellschaft geforderte Möglichkeit, Kinder erste Gruppenerfahrungen in der Kita sammeln zu lassen, kann dem Schuleintrittsschock entgegenwirken. Ebenso wird deutlich, welchen Stellenwert Erfolgserlebnisse für Kinder haben. Im Laufe des Lebens bilden sich das Selbstwertgefühl und das Selbstbewusstsein immer differenzierter aus. Über die Erfahrung von Erfolgen und Misserfolgen können Menschen ein erprobtes Bild ihrer Fähigkeiten gewinnen. Sicherheit bietet sich dem Menschen dann, wenn er weiß, was er kann, und wenn er weiß, wo er noch etwas dazulernen darf – und beide Aspekte als Teile seiner Persönlichkeit akzeptieren kann.

### Natürliche Gewichtung der Entwicklungsaufgaben

Als Erwachsene können wir in kritischen Situationen auf Handlungskompetenzen zurückgreifen, die wir durch Explorationen und Anpassungsleistungen erworben haben. Bei Schwierigkeiten im Berufsleben können wir uns Trost, Beistand oder Hilfe in unserer Familie holen, wir können uns dank unseres Selbstwertgefühles optimistisch auf die Suche nach einer anderen Arbeitsstelle machen oder aufgrund unserer Gruppenkompetenzen in eine für alle nützliche Konfliktbearbeitung mit unseren Kollegen gehen. Das Kind hat die meisten dieser Möglichkeiten zunächst nicht zur Verfügung. Kinder müssen die Quellen für ihr individuelles Sicherheits- und Selbstwertgefühl erst erkunden. Sie müssen lernen, sich erfolgreich in Gruppenkontexte einbringen zu können und nach und nach ein differenziertes Selbstbild aufzubauen.

Im Rahmen der Bewegungen im Spannungsfeld zwischen Exploration und Sicherheit kann im Prinzip jedes medizinisch gesunde Kind die biologischen und kulturellen Entwicklungsaufgaben bewältigen. (Bezüglich der Lernstörungen, wie sie Thema dieses Buches sind, gehen wir ja von einer normalen kognitiven Grundausstattung der Kinder aus.) Treten allerdings spezifische Entwicklungsaufgaben hinzu, die einen grundlegenden Einfluss auf das Gefühl des Kindes haben, in Sicherheit zu sein und geliebt zu werden, kommt die Entwicklung ins Stocken. Da die erfolgreiche Auseinandersetzung der Kinder mit ihren frühen biologischen Entwicklungsaufgaben zum Teil Voraussetzung dafür ist, überhaupt weiter gehende Handlungskompetenzen aufbauen zu können, werden sie zuerst versuchen, notwendige alternative Handlungsstrategien zu entwickeln. Dies kann auf Kosten der Bearbeitung kultureller Entwicklungsaufgaben geschehen. Das heißt, dass die erfolgreiche Bewältigung der ersten biologischen Entwicklungsaufgaben die Quellen für die Sicherheit bereitstellen, die als Basis für die nächsten Aufgaben gebraucht wird. Dadurch ergibt sich eine natürliche Rangfolge zwischen den biologischen und den kulturellen Entwicklungsaufgaben: Die biologischen Entwicklungsaufgaben sind für das Kind wichtiger als die kulturellen. Kinder werden also eher versuchen, in Gruppenkontexten erfolgreich zu sein, wenn dies noch unzureichend gelöst ist, als Rechtschreibregeln zu erlernen.

Dieses Bedingungsgefüge hat somit mehrere Konsequenzen, die auch eine Grundlage für unsere therapeutische Arbeit bilden:

- Kinder haben immer einen »guten Grund« für ihr Verhalten, sie folgen einer eigenen inneren Logik zur Existenzsicherung.
- An das Verhalten der Kinder kann nicht die Messlatte der Erwachsenen angelegt werden. Was für Erwachsene als angemessenes und natürliches Verhalten gilt, kann für Kinder gefährdend sein.
- Druck auf Kinder, die Kulturtechniken schneller zu erlernen, als es ihr biografisches Biotop und ihre derzeitigen Möglichkeiten erlauben, muss sich nachteilig bis gefährdend auf die Kinder hinsichtlich der Ausbildung einer psychischen Störung auswirken.

### Die Basis des Modells

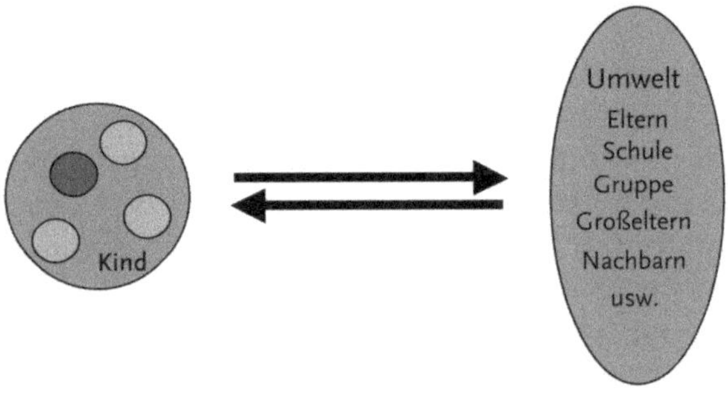


*Abb. 6: Basis des Lern-Beziehungs-Modells*

Alle Menschen, Institutionen, Räume und so weiter, mit denen das Kind zu tun hat, stellen seine Umwelt dar; sie sind in der Regel wechselseitig aufeinander bezogen (Abb. 6). Nun zeigt das Kind ein Symptom, in der Abbildung als dunkler Kreis markiert, das neben allen anderen Eigenschaften und Wesenszügen steht, die das Kind ebenfalls kennzeichnen. Diese Situation muss an sich nicht unbedingt problematisch sein.

## Die Innenperspektive – Auswirkungen der natürlichen Gewichtung der Entwicklungsaufgaben

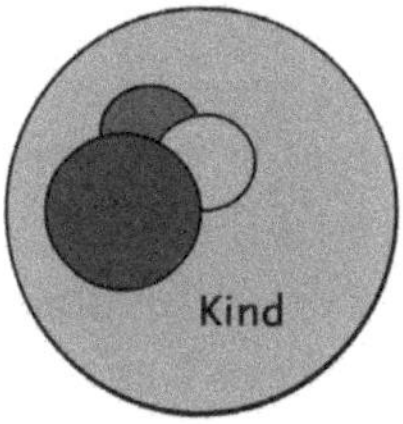


*Abb. 7: Lern-Beziehnungs-Modell: Innenperspektive*

Wie könnte die Sache nun aus der Perspektive des Kindes aussehen? Dass es nicht so gut lesen kann wie die anderen, hat für das Kind dann keine Bedeutung, wenn ein anderes Thema wichtiger ist. Dies gilt insbesondere für Themen, die das Kind existenziell betreffen: Anwesenheit und emotionale Verfügbarkeit der Eltern, körperliche Unversehrtheit, Achtung seiner persönlichen Integrität, um nur einige wenige, aber sehr wichtige Beispiele zu nennen (in Abb. 7 symbolisiert durch den großen, dunklen Kreis). Eine der kulturellen Entwicklungsaufgaben für Kinder im Grundschulalter ist das Erlernen von Lesen und Schreiben. Als Voraussetzung, damit sie sich damit auseinandersetzen können, muss das Grundbedürfnis nach Sicherheit erfüllt sein. Das ist nicht der Fall, wenn zum Beispiel die Eltern sich im Unfrieden getrennt haben und das Kind in einem Loyalitätskonflikt steht. Dies ist eine hochdramatische Situation für das Kind, und es kann sich infolgedessen nicht so mit dem Lesenlernen beschäftigen, wie es von der Umwelt gewünscht wird und wie das Kind es unter normalen Umständen auch selbst wollen würde. Es wird sich eher mit der Lösung seiner spezifischen Entwicklungsaufgabe beschäftigen, der Bewältigung der Trennungssituation. Es wird ebenso versuchen, andere Quellen von

Sicherheit zu erschließen. Im Schulkontext kann das vielleicht durch auffälliges Verhalten gelingen, weil es sich mit dieser Strategie aus der Sicht der Klasse zum Teil erfolgreich in Gruppenprozesse einbringen kann. Der Klassenkasper erhält zum Teil positives Feedback aus der Gruppe (Selbstwertgefühl) und ist in dieser Funktion auch Teil von ihr (Gruppenkompetenzen). Dass das Kind auch negatives Feedback erhält, ändert das Verhalten nicht, da dies meistens von Personen kommt, die für das Kind in seinem Sicherheitsbestreben irrelevant sind. Deutlich wird das oft daran, dass ein Kind mit solchen Handlungsstrategien auch einen (ganz bestimmten) Lehrer hat, bei dem es das beschriebene Verhalten nicht zeigt. In solch einem Fall ist es diesem einen Lehrer gelungen, eine tragfähige Beziehung zum Kind aufzubauen und damit Sicherheit zu vermitteln.

Kinder haben ein hoch entwickeltes Gespür dafür, ob sie sich in Sicherheit befinden (in dem Sinne, dass für sie gesorgt wird) oder nicht. Da sie allein nicht überleben können, sind ihnen ihre Eltern wichtiger als sie selbst. Sobald das Wohlergehen der Eltern und damit die Möglichkeit, für das Kind da zu sein und zu sorgen, infrage gestellt ist, entsteht für das Kind eine existenzielle Bedrohung. Naturgemäß hat dann dieses Thema die höchste Wichtigkeit, während alles andere nebensächlich wird. Das Gefühl, beschützt und aufgefangen zu werden, ist eine wichtige Voraussetzung dafür, sich zu trauen, etwas auszuprobieren und neue Erfahrungen zu machen. Fehlt dieses Gefühl, verdeckt das existenzielle Thema die neu aufscheinenden, aber noch zu lernenden Fähigkeiten und die kulturellen Entwicklungsaufgaben. In der Wahrnehmung des Kindes treten sie zurück hinter das wirklich wichtige Problem, das es jedoch selbst nicht lösen kann. Erst wenn dieses Problem für das Kind aus der Welt ist, haben die kulturellen Aufgaben und individuellen Potenziale die Chance hervorzutreten.

### Die Außenperspektive – einseitige Wahrnehmung der kulturellen Entwicklungsaufgaben

Zeigt das Kind ein von den Eltern oder der Schule unerwünschtes Symptom, wie zum Beispiel, dass es nicht so gut lesen kann wie die anderen Kinder in der Klasse, kann es geschehen, dass dieses Symptom in der Wahrnehmung der Eltern und/oder der Schule, also von entscheidenden Personen der Umwelt aus gesehen, sehr groß, wichtig und mächtig erscheint (= der große, dunkle Kreis in Abb. 8).

Es rückt in den Fokus der Aufmerksamkeit. Infolgedessen wird beim Kind primär das Symptom wahrgenommen und nicht mehr ausreichend auch seine anderen Eigenschaften, Wesensarten, Bedürfnisse und Entwicklungsaufgaben. Die eigentliche und besonders dramatische Gefahr besteht darin, dass irgendwann auch das Kind dieses Symptom unverhältnismäßig stark wahrnimmt, und zwar als Unzulänglichkeit (Selbstwertgefühl) und Nichtzugehörigkeit (Gruppenkontexte). Das Grundgefühl des Kindes wird dadurch in eine negative Richtung verschoben. Es wird dazu gezwungen, auf elementarer Ebene Kompensationen zu finden, die das fehlende Sicherheitsgefühl aufwiegen können. Dies schafft die Möglichkeit der Entstehung weiterer Lernstörungen (wie einer ausgeprägten Lese-Rechtschreib-Störung) bzw. möglicherweise auch der Ausbildung anderer, stärkerer seelischer Störungen.

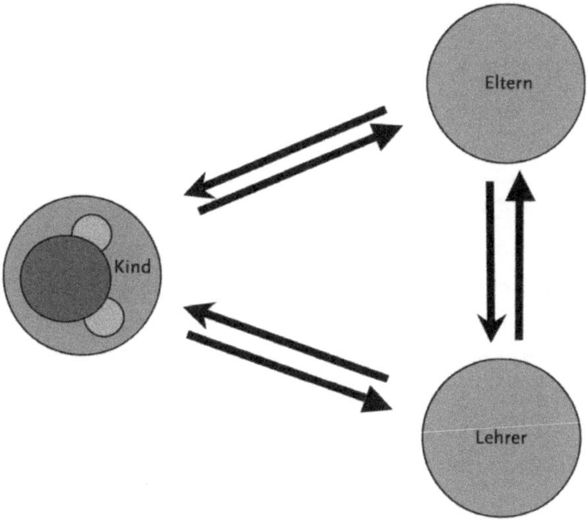


*Abb. 8: Lern-Beziehungs-Modell: Außenperspektive*

Ziel der Arbeit mit dem Kind und seinem Umfeld muss es daher sein, wieder eine Verhältnismäßigkeit herzustellen zwischen dem als störend empfundenen Symptom und den anderen Eigenschaften des Kindes. Das Symptom muss also nicht unbedingt vollständig verschwinden, sondern als zumindest momentan zum Kind dazugehörig angesehen werden genauso wie seine weiteren Eigenschaften. Indem der Fokus nicht mehr auf das Symptom gelegt wird, gibt man seiner Entwicklung keine weitere Nahrung mehr und verhindert seine künstliche Aufblähung. Je mehr bevorzugt auf Stärken, Interessen und Ressourcen geachtet wird, desto mehr verliert das Symptom seinen Schrecken und an Bedeutung.

Auf der äußeren (wenn man so will: materiellen) Ebene ist das Ziel der Lerntherapie, das Kind wieder in einer Gruppe »beschulbar« zu machen. Damit dies möglich wird, muss dem Kind auf der inneren, der seelischen Ebene ermöglicht werden, sich als normal und gesund zu erleben, um somit seine Entwicklungspotenziale entfalten zu können (mehr dazu in Kap. 4).

### 3.2.2 Was dem Lernen entgegensteht

Wir haben in den vorherigen Abschnitten dargestellt, wie die seelische Belastung mit einem existenziellen Thema für ein Kind dazu führen kann, dass es keine genügenden Lernleistungen erbringt. Aber auch ein anderer Fall ist denkbar, wenn nämlich das Kind aufgrund körperlicher oder anderer Ursachen den Stoff nicht ausreichend aufnehmen kann (wenn es z. B. schwerhörig ist oder einen längeren Krankenhausaufenthalt hatte). Dadurch beginnen sich Defizite aufzubauen, und wenn lediglich an der Symptomatik der Lernschwäche gearbeitet wird, entsteht für das Kind eine Entwicklungsspirale, aus der es nach einiger Zeit aus eigener Kraft nicht wieder herauskommen kann. Reagiert die Umwelt mit einer Erhöhung des Drucks (»Streng dich mehr an«, »Du bekommst jetzt Nachhilfe«), so wachsen im Kind die Versagensgefühle, und es kann keine positiven Selbstwirksamkeitserwartungen aufbauen. Es entstehen Stress und Angst, die zu Lernblockaden führen, die wiederum Stress und Angst auslösen und so weiter. Diesen Ablauf in Form eines Teufelskreises haben Betz und Breuninger (1998) in vier Stadien dargestellt:

- Erstes Stadium: Ein Defizit beginnt zu wirken.
- Zweites Stadium: »Zeit der Kompensationen« (Vermeidung). Dies geschieht bei den meisten Kindern entweder durch Aggressivität oder durch Rückzug in sich selbst.
- Drittes Stadium: Aus der Lernstörung wird eine Leistungsstörung: Stress → Angst → Lernblockade → Stress → Angst → Lernblockade usw.
- Viertes Stadium: Glaube an den Misserfolg.

Die Kompensation im zweiten Stadium kann zum Beispiel durch besondere Leistungen in einem anderen Fach (das Kind mit Lese-Recht-schreib-Schwäche, LRS, entwickelt sich zum Mathegenie) oder auf ganz anderem Gebiet (Fußball) erfolgen. Das Verhalten des Kindes ist ein ganz normales, individuelles Reagieren auf die Situation. Es mag für die Umwelt störend oder befremdlich sein, ist jedoch das, was das Kind tun muss, um zurechtzukommen. Es entsteht in dem Moment ein Defizit, da eine Leistungskontrolle stattfindet, die das Kind nicht besteht. So gesehen sind es die gesellschaftlichen Normerwartungen, die zur Existenz und Benennung eines Defizites führen. Der Kreislauf aus Versagensängsten, faktischen Misserfolgen (wie schlechten Noten in Klassenarbeiten) und daraus resultierenden Lernblockaden festigt sich im dritten Stadium so sehr, dass man von einem Teufelskreis sprechen kann. Nun kann die Lernproblematik leicht auch auf weitere Fächer übertragen werden. Im vierten Stadium haben sich negative Selbstwirksamkeitserwartungen etabliert (»Es ist egal, was ich tue oder ob ich mich anstrenge, denn es bringt alles nichts«). Fatalerweise ist diese Haltung aus der Perspektive des Kindes ja auch wirklich wahr: Solange zum Beispiel ein Loyalitätskonflikt bestehen bleibt, das Kind weiterhin mit seinem individuellen Begabungsprofil nicht als wertvoller Mensch gesehen oder eine Schwerhörigkeit nicht erkannt wird, kann das Kind allein durch Lernversuche nicht das geforderte durchschnittliche Leistungsniveau erreichen. Somit kann dieses Modell gut erklären, wie Verhaltensweisen von Kindern, die einen guten Grund für ihr Verhalten haben, dahin gehend eskalieren können, dass daraus eine Lernstörung oder eine andere manifeste psychische Störung entstehen kann.

Welches sind die bedrohlichsten existenziellen Probleme, die für ein Kind auftreten können? Eine Untersuchung, die sich mit diesem Thema befasste, kam zu dem in Tabelle 4 dargestellten eindrucksvollen Ergebnis.

Aus dieser Aufstellung wird ersichtlich, dass die Trennung der Eltern den zweitstärksten Stressfaktor (nach dem Tod eines Elternteils) darstellt. Trotzdem wird der Einfluss auf die schulische Entwicklung häufig noch unterschätzt. Die Wirkung der verschiedenen Stressfaktoren fällt für jedes Kind individuell aus. Sie ist außerdem stark davon abhängig, wie es den Eltern gelingt, den Kindern die Bewältigung zu erleichtern. Man kann sich beispielsweise einvernehmlich und mit

Rücksicht auf die kindlichen Belange trennen oder hochstrittig versuchen, die eigenen Bedürfnisse mithilfe des Jugendamtes oder des Familiengerichtes durchzusetzen. Der Blick auf die Kinder ist dann nachvollziehbarerweise getrübt.

**Stressskala für Kinder**

| Ereignis | Stresswert |
|---|---|
| Tod eines Elternteils | 91 |
| Scheidung der Eltern | 84 |
| Tod eines Geschwisterkindes | 68 |
| erneute Heirat eines erziehenden Elternteils | 65 |
| eigener Krankenhausaufenthalt | 62 |
| Sitzenbleiben | 57 |
| Zunahme der Auseinandersetzungen zwischen den Eltern | 51 |
| Verschlechterung des Verhältnisses zu den Altersgenossen | 51 |
| Geburt/Adoption eines Geschwisterkindes | 50 |
| Zunahme der Auseinandersetzungen mit den Eltern | 47 |
| Eintritt in den Kindergarten bzw. in die Grundschule | 46 |
| Kindergarten- oder Schulwechsel | 46 |
| Abwesenheit des Vaters | 45 |

*Tab. 4: Die bedeutsamsten Stressoren für Kinder im Grundschulalter (nach Samuels u. Samuels 1986, S. 25); die Skala reicht von 1 bis 100, je höher der Punktwert, desto größer der Stress*

Für Kinder mit solchen biografischen Ereignissen sind psychometrische Testverfahren und Untersuchungen, die im Rahmen einer Diagnostik durchgeführt werden können, bedeutungslos. Es spielt keine Rolle, wie die Lese- oder Rechtschreibstörung genau ausgeprägt ist oder wie die Krankheit, die es hat, in der Erwachsenenwelt heißt. Im Gegenteil wird durch solche Tests beim Kind das Bewusstsein, dass es anders ist als die anderen und bestimmte Dinge nicht gut oder nicht richtig kann, noch verstärkt (mehr zum Thema Diagnostik in Abschn. 4.2). Wirklich wichtig ist für das Kind nur, ob es sich in einer beschützenden Umgebung befindet. Diese Sicherheit gewinnt es am ehesten, wenn es konstante Bezugspersonen hat, mit denen es konsistente Beziehungserfahrungen machen kann (wie auch die Forschung zu den Spiegelneuronen und zur Bindung gezeigt hat, siehe Kap. 2).

Zusätzlich besteht eine Gefahr darin, dem Kind die Botschaft zu vermitteln, es sei krank. Dadurch wird der natürliche Lernwille ausgehebelt, den Kinder normalerweise haben. Wenn ein Kind etwas nicht kann, dann besteht der natürliche Impuls darin, es lernen zu wollen. Diese Möglichkeit wird ihm genommen, wenn es hört, es sei krank und brauche darum dies oder jenes nicht zu können.

Die Beurteilung, ob ein Kind »normal« ist oder nicht, ist in unserer Gesellschaft stark davon abhängig, welches Leistungsniveau ein Kind zu einem bestimmten Zeitpunkt hat, ungeachtet möglicher hemmender Stressfaktoren. Die übliche Reaktion auf ein Kind mit unterdurchschnittlichen Leistungen ist die Förderung, und zwar im Bereich der kulturellen Entwicklungsaufgaben. Für das Kind bedeutet dies dreierlei. Erstens, es ist anders als die anderen (Nichtzugehörigkeit), zweitens, es kann etwas nicht (Unzulänglichkeit), und drittens, es muss mehr tun und hat damit weniger freie Zeit als andere. Kommt nun die Belastung durch die Bewältigung einer individuellen Entwicklungsaufgabe hinzu, ist die Wahrscheinlichkeit groß, dass es in seinem schulischen Leistungsvermögen schlechter wird. Die gut gemeinte Förderung hat dadurch einen gegenteiligen Effekt.

### 3.2.3 Interventionsziele/Wiederherstellung der Lernbereitschaft

Wenn die äußeren Hemmnisse, in der Abbildung 7 durch den großen, dunklen Kreis symbolisiert, aus dem Weg geräumt werden, kann das Kind so, wie es ihm möglich ist, lernen. Es wird einen (seinen) Weg finden, unter anderem auch Lesen und Schreiben zu lernen, in dem Ausmaß und der Art und Weise, wie es ihm möglich ist und entspricht. Dies bedeutet, dass das kindliche Leistungsvermögen auch davon abhängig ist, inwieweit seine Bezugspersonen es vermögen, einen Kontext zu schaffen, in dem das Kind seiner individuellen Neigung und Form des Lernens nachkommen kann. Ergänzend stärkt es die erlebte Sicherheit, wenn das Kind Handlungen übend wiederholen kann und wenn es Modelle gibt, die im Sinne von Vorbildern die Aneignung neuer Verhaltensweisen und Reaktionen ermöglichen. Die Rahmenbedingungen für Kinder müssen auch diese Aspekte zulassen bzw. bereitstellen.

Kehren wir noch einmal zur Abbildung 1 zurück: Es ist nicht Aufgabe der Lerntherapie, die unterschiedliche und teils erblich bedingte Ausstattung der Kinder (linker Pfeil in der Abb.) zu therapieren (das wäre wohl nur einer Gentherapie möglich), sondern sie soll es den

Kindern ermöglichen, ihre individuellen Potenziale zu entfalten. Wir haben nun genauer gesehen, wie dies gelingen kann, nämlich indem wir die Kinder dabei unterstützen, individuelle Entwicklungsaufgaben zu bewältigen, natürliche Entwicklungsaufgaben durch Nachreifung, wenn auch verspätet, zu meistern und ihre Ressourcen (auch) auf die Bewältigung der kulturellen Entwicklungsaufgaben anzuwenden. Kurz gesagt, indem wir die logischen Konsequenzen des gesellschaftlichen Umganges mit »Störungen« abmildern (rechter Pfeil).

Wie sich aus den bisherigen Ausführungen ergibt, lassen sich Lernproblematiken in aller Regel nur indirekt auflösen. Dafür müssen zum Ersten die Rahmenbedingungen, in denen das Kind steht, so verändert werden, dass seine Grundbedürfnisse erfüllt werden. Es muss sich einerseits in Sicherheit befinden und andererseits die Möglichkeit zur Exploration haben. Zum Zweiten ist das Kind seelisch zu stärken, damit es das in ihm angelegte Potenzial aus sich heraus zur Entfaltung bringen kann. Die von uns vorgeschlagenen Interventionsmöglichkeiten werden in Kapitel 4 beschrieben.

Zuvor möchten wir noch einmal klar unsere Vorannahmen benennen, weil die lerntherapeutische Arbeit ohne sie nicht bzw. anders funktioniert. Wir gehen von einer dem Menschen innewohnenden Neugier und Motivation aus, also einem natürlicherweise vorhandenen Lernwillen. Bei Säuglingen und Kleinkindern ist er gut zu beobachten, sie interessieren sich für alles, was ihnen begegnet, wollen alles selbst machen, fragen nach Erklärungen und so weiter. Wir sind davon überzeugt, dass das im Prinzip für jede Altersstufe gilt, da alle neueren wissenschaftlichen Erkenntnisse dies belegen. Gleichzeitig glauben wir daran, dass jeder Mensch die intellektuelle Kapazität mitbringt, jedenfalls die grundlegenden kulturellen Fertigkeiten zu lernen, also in erster Linie das Sprechen, das Lesen, das Schreiben und das Rechnen, sodass es für den Alltagsgebrauch ausreichend ist. Dass einer sie sehr gut beherrschen wird und ein anderer nur eben so, steht auf einem anderen Blatt, denn die Menschen sind unterschiedlich.

### 3.2.4 Fallbeispiele

Der erste Besuch bei *Sonja* verlief unerwartet. Nach ein paar kurzen Sätzen des gegenseitigen Sichbekanntmachens und der Vorstellung ihrer überall in ihrem Zimmer verteilten selbst angefertigten Bilder kam die Sprache auf Mathematik. In dem Augenblick, da dieses Wort ausgesprochen war, war Sonja weg. Sie war nicht etwa aus der Wohnung geeilt, noch nicht einmal aus dem Zimmer (beides wäre nicht unbemerkt geblieben), sie war einfach von der Bildfläche verschwunden. Nach einigem Suchen war ihr Versteck neben einem großen Kleiderschrank und hinter einer Wäschespinne gefunden. Dass sie nicht über Mathe und ihre Leistungen in diesem Fach reden wollte, machte sie damit unmissverständlich deutlich. Über ähnliche Fluchttendenzen berichtete auch ihre Lehrerin, die diese Verweigerungshaltung allerdings nur beobachten konnte, wenn es um Mathematik ging.

Von ihrer Mutter erfuhren wir, dass sie dieses Verhalten früher nicht gezeigt hatte, ganz im Gegenteil, mit ihrem Vater hatte sie gern Mathe geübt. Der Betreuer (Erziehungsbeistand), der ihr wegen Entwicklungsproblemen (Dyskalkulie, Adipositas, Verhaltensauffälligkeiten) vom Jugendamt nach § 30 KJHG zur Seite gestellt worden war, besuchte die Familie mehrmals die Woche. Er versuchte mit verschiedenen Tricks, Sonja trotzdem dazu zu bewegen, sich mit Matheaufgaben zu beschäftigen. Ab und zu gelang es ihm, ebenso der Lehrerin. Wenn das geschah, machte Sonja erhebliche Fortschritte. Genau dieser Punkt machte ihrer mitfühlenden Lehrerin sehr zu schaffen. Nach ihrer Meinung hatte Sonja die Kompetenzen, dem Matheunterricht folgen zu können. Wegen der Verweigerungshaltung machte sie allerdings immer wieder massive Rückschritte. Auch fehlte es ihr nicht an Zuwendung, die sie von ihrer Mutter, von ihrer Lehrerin und von ihrem Betreuer, je stärker ihre Schwierigkeiten wurden, umso mehr bekam.

Trotz der Zuwendung und der hohen Aufmerksamkeit sprach sie uns gegenüber davon, dass sie diese Aufgaben einfach nicht könne. Es reiche nicht aus. Sie fühlte sich nicht gesehen und hatte in der Vergangenheit erheblich an Gewicht zugenommen. Für alle in ihrem Umfeld war sie zu sehen, nicht nur in ihrer Statur, sondern eben gerade in ihren überdurchschnittlichen kreativen und sozialen Kompetenzen. Mit einer Ausnahme – ihrem Vater. Sonja hatte gute Gründe, Mathe zu verweigern, war es doch die Nachhilfe mit ihrem Vater, was ihr von ihm geblieben war. Sie wollte von ihm gesehen werden. Tatsächlich bemühte sich ihre Mutter immer dann aufopferungsvoll um ein Zustandekommen der Besuche ihrer Tochter bei ihrem Vater, wenn sie wieder gewaltige Schwierigkeiten in Mathe zeigte, da die Mutter wusste, dass der Vater mit ihr gut üben konnte.

»*Aaron* ist an allem schuld. Seine Aufsässigkeit in der Schule führt dazu, dass ich dort schon Stammgast bin. Ich liebe ihn, aber dafür habe ich einfach keine Zeit.« Aarons Mutter versuchte, aus ihren Konflikten herauszukommen. Sie liebt ihre Kinder, ist sich aber auch der enormen Belastung bewusst. Ein Ausweg schien ihr, Aaron in ein anderes Umfeld zu geben, damit sich die Belastung verringert, sobald er die Familie verlassen hätte. Ihren inneren Konflikt versuchte sie, mit einer Schuldzuweisung an ihren Jungen zu vermindern: Wenn er schuldig ist, muss er auch die Konsequenzen tragen. Bei jeder neuen Krise verschärfte sich diese Einstellung. Allerdings konnte sie mit den absehbaren Konsequenzen, von ihrem ältesten Sohn dauerhaft getrennt zu sein, ebenso wenig umgehen. Der Zufall half ihr aus diesem Dilemma heraus. Ein Arzt diagnostizierte bei Aaron ADHS. Mit dieser Diagnose war niemand mehr schuld, sondern Aaron einfach nur krank. Gegen diese Krankheit konnte er Medikamente bekommen.

Aarons Stiefvater sah sich als Ernährer der Familie. Er arbeitete viel und war stolz auf seine Kinder. Mit Aaron versuchte er auszukommen und bemühte sich, ihm ein erwachsener Freund zu sein. Dies erwies sich allerdings immer dann als schwierig umzusetzen, wenn die Schule von neuen Grenzüberschreitungen oder von ihren Sorgen um die schulische Laufbahn Aarons berichtete. In solchen Situationen sah er sich in dem Dilemma, Aarons Freund sein zu wollen, der Anteil nimmt, und dem Bedürfnis seiner Lebensgefährtin, dem Jungen Grenzen setzen zu sollen, was einem Freund im Allgemeinen nicht zusteht. Auch *sein* Konflikt wurde durch die Diagnose entscheidend abgemildert.

Aarons Lehrerin war besorgt. Er war früher einer der Besten gewesen. Dadurch, dass er allerdings oft im Unterricht fehlte oder, wenn er da war, eher mit Auseinandersetzungen mit anderen Schülern beschäftigt war als mit den schulischen Aufgaben, wurden seine Leistungen immer schlechter. Aus ihrer Sicht verbaute er sich selbst seine Chancen. Bei seiner Mutter konnte sie kaum etwas bewirken, da die sich vor ihr immer als hoch belastet inszenierte und daher für Änderungen im familiären Rahmen kaum Ressourcen hatte. In der Medikation Aarons sah sie einen guten Ausweg.

Zu keiner Zeit konnte Aaron sich sicher sein, dass seine Mutter für ihn da war; dazu gab es guten Grund, denn sie hatte tatsächlich nicht immer Zeit für ihn. Wenn er sich ihrer versichern wollte, musste er die Beziehung zu ihr prüfen. Kinder aktivieren die Bindung zu ihren Bezugspersonen, wenn sie sich in Gefahr wähnen, aber auch (nach Grossmann u. Grossmann 2015; siehe auch Julius, Gasteiger-Klicpera

u. Kißgen 2009), wenn sie etwas Neues erfahren wollen. Aaron prüfte allerdings nicht nur die Beziehung zu seiner Mutter, sondern auch die zu allen anderen. Diese Art der Beziehungsgestaltung hatte er gelernt. Es war für ihn der Weg, sich seiner Bezugspersonen gewiss zu sein und sich damit sicher genug zu fühlen, neue Dinge zu erlernen. Seine Verhaltensstrategien waren wie eine Rüstung, die seinen Selbstwert vor Angriffen schützte. Erwähnenswert ist auch die Tatsache, dass es so schien, als ob Aaron die Art der ihn betreffenden Bezogenheit relativ gleichgültig wäre. Wenn er mit seiner Mutter allein war, gab es keine oppositionellen Verhaltensäußerungen von ihm, auch dann nicht, wenn seine Mutter in seinem Beisein über ihn schimpfte. Es schien so, als wäre die Hauptsache für ihn, dass sie überhaupt mit ihm sprach, egal was.

Die ADHS-Diagnose erlebte Aaron als eine Entlastung. Nicht aus demselben Grund, wie es Erwachsene tun, die eine Zeit der Ungewissheit als belastender empfinden denn die Zeit der Gewissheit, sondern weil er die Veränderungen und die neue Zuversicht der Erwachsenen in seinem Kontext sehr genau spüren konnte. Mit der Medikation selbst konnte er sich nur zu Beginn anfreunden. Nach mehreren Wochen verweigerte er sie oder vergaß sie einfach. Auch diese Verweigerung geschah wohl aus guten Gründen. Er konnte sich zwar tatsächlich besser konzentrieren, allerdings hatte er nun keine gut funktionierenden Strategien mehr, sich seiner Bezugspersonen zu versichern. Dieses Sich-versichern-Können brauchte er, da sich sein Bezugsrahmen durch die Medikation nicht geändert hatte. Man hatte dem Ritter die Rüstung weggenommen, ihn aber wieder auf das Schlachtfeld geschickt.

# 4 Leitlinien der praktischen Arbeit

## 4.1 Grundlagen

### 4.1.1 Beziehungsorientierung

Das Verhalten eines Kindes ist untrennbar mit dem Beziehungsgeflecht verbunden, in dem es steht. Einerseits drückt das Kind durch sein Verhalten aus, wer es ist, aber andererseits richtet es sein Verhalten auch nach den Gegebenheiten. Es versucht in der Regel, sich anzupassen. Wie die anderen Beteiligten auch, trägt das Kind zur Beziehungsgestaltung bei. Indem das Kind sich anpasst, sorgt es dafür, in Sicherheit zu sein, also weiterhin Fürsorge und Schutz zu erfahren. Die Anpassung kann auch in Form von Symptomen geschehen, wenn sie eine für das Kind nützliche beziehungsgestaltende Funktion haben. Auch mit schwierigen Umweltbedingungen können Kinder umgehen, nur natürlich nicht in perfekter Art und Weise. Dabei nutzen sie die ihnen zur Verfügung stehenden individuellen Lernerfahrungen (gelernten Problemlöse- und Handlungsstrategien). Sie entwickeln für die Schwierigkeiten (z. B. Erfahrungen des Nichtkönnens, zu große Aufgaben, Mangel an Zuwendung, Loyalitätskonflikt bezüglich der Eltern etc.) passende Handlungsstrategien. Verschwinden die Schwierigkeiten, verschwinden auch die zugehörigen Handlungen oder werden in neue, nützlichere umgeformt. Wenn eine Handlung aber mit einer beziehungsgestaltenden Funktion ausgestattet und für das Kind vermeintlich auch weiterhin dafür notwendig ist, Sicherheit zu erfahren, dann verfestigt sich diese Handlung zu einem überdauernden Konfliktmuster. In diesem Prozess kann mit einer Intervention, die darauf angelegt ist, den Handlungsraum des Kindes zu erweitern, eine Ausbildung zum dysfunktionalen Konfliktmuster verhindert werden.

Indem der Lerntherapeut ins Spiel kommt, entsteht für das Kind die Möglichkeit, neue und andersartige Beziehungserfahrungen zu machen. Es wird mittlerweile auch in Fachkreisen mehr und mehr betont, dass die Beziehung zwischen Therapeut und Klient ein entscheidender Faktor für den Erfolg einer Therapie ist. Nach Grawe (2004; vgl. auch Grawe u. Grawe-Gerber 1999) ist vor allem der Aspekt der Ressourcenaktivierung für jede Art von Psychotherapie relevant und kann auch als eine Art Bindeglied zwischen den vielfältigen psychotherapeutischen Angeboten gesehen werden. Eine tragfähige therapeutische Beziehung schafft einen für den Klienten sicheren Rahmen und ermöglicht es ihm, mit seinen dysfunktionalen Konfliktmustern in Verbindung zu treten. Sie stellt für ihn eine Möglichkeit dar, soziale Handlungskompetenzen nachreifen zu lassen oder sie neu zu etablieren oder mit neuen Situationen zu verknüpfen. Dem Therapeuten ermöglicht sie, innere oder soziale Konflikte in das System des Klienten zu holen. Persönliche Entwicklung und Veränderung, Lernen und das Sammeln neuer Erfahrungen hängen eng miteinander zusammen (siehe den folgenden Abschnitt). Die therapeutische Beziehung bietet dafür einen guten Rahmen. Aus diesen Gründen steht die Beziehungsgestaltung in der lerntherapeutischen Arbeit im Fokus.

Zur Beziehungsorientierung gehören nicht nur die Beziehung zwischen Lerntherapeut und Kind, sondern auch die Beziehungen zwischen dem Kind und den Menschen in seinem Umfeld, also in erster Linie zu seinen Eltern, aber auch zu Lehrern und Mitschülern. Lernen spielt sich, wie in mehreren Abschnitten deutlich wurde, vielfach im sozialen Kontext ab. Dies gilt natürlich in besonderem Maße für das schulische Lernen. In dem Moment, da der Lernende mit einem Lehrer oder mit anderen Lernenden zu tun hat, spielen die sozialen Fähigkeiten der Beteiligten eine Rolle. Es geht um Kommunikation, es geht darum, die eigene Wirkung auf den anderen zu kennen, die Reaktion des anderen aufnehmen und mit ihr angemessen umgehen zu können, und vieles mehr. Im Rahmen des Gruppengeschehens kommt hinzu, die Meinungen aller anderen aushalten zu müssen, sich selbst zurücknehmen, aber auch einbringen zu können, persönliche Abneigungen zu akzeptieren, mit den eigenen Gefühlen und denen der anderen umgehen zu können, Konflikte konstruktiv regeln zu können – und bei alldem dennoch ein gemeinsames Ergebnis produzieren zu können bzw. das eigene Lernziel zu erreichen. Eine wichtige Basis dafür ist, sich in der Gruppe (Schulklasse) miteinander wohlzufühlen. Deutlich wird das an dem, was geschieht, wenn das Gegenteil der Fall ist: wenn es einem Kind nicht gelingt, seinen Platz in der Gruppe zu finden. Je unerfahrener bezüglich Gruppensituationen die Kinder in die Schule kommen, desto stärker wird das Stresserleben sein, und desto mehr Energie müssen sie darauf verwenden, sich zu integrieren. Viele reagieren daher erst einmal mit Rückzug auf die ungewohnte Situation. All dies führt dazu, dass der Schulstoff, relativ gesehen, eine niedrigere Bedeutung erhält.

Die Betonung der Beziehung zwischen Lerntherapeut und Kind hat auch Auswirkungen auf die Wahl der Interventionsformen und Methoden. Es gibt nicht die eine therapeutische Methode, die für alle Menschen gut geeignet ist. Auch als Lerntherapeut hat man zu manchen Methoden einen guten Zugang, während man mit anderen nichts anfangen kann. Ziel muss es sein, den Kindern und ihren Eltern einen ausgewählten Methodenfächer anbieten zu können, damit man herausfinden kann, welche Methoden ihnen liegen und welche nicht. Wie das Repertoire genau aussieht, ist unseres Erachtens nicht entscheidend, jedoch muss der Lerntherapeut damit authentisch arbeiten können. Je besser die Beziehungsgestaltung gelingt, desto mehr ist möglich, und desto besser können individuell passende Methoden ausgewählt werden.

### 4.1.2 Lernen durch Erfahrung

Der Mensch lernt in erster Linie durch Erfahrungen. Eine Eigenschaft des Gehirns ist, dass es alle einzelnen Erfahrungen aufnimmt und daraus nach und nach Zusammenhänge herstellt, Verallgemeinerungen bildet und schließlich Regeln konstruiert. Es funktioniert als »Regelextraktionsmaschine« (Spitzer 2003, S. 75). Wir lernen die Regeln nicht, sondern leiten sie aus Beispielen und Einzelbegebenheiten ab. Daher brauchen besonders Kinder sehr viele Beispiele und Erfahrungsmöglichkeiten, denn sie sind noch viel stärker als Erwachsene dabei, sich ihr System von Regeln dafür, wie die Welt funktioniert, aufzubauen. Diese Fähigkeit zu lernen, also unser Regelsystem immer wieder an gemachte Erfahrungen anzupassen, bleibt das ganze Leben lang erhalten. Mit dem Stichwort »Neuroplastizität« wird die lebenslange Veränderbarkeit des Gehirns beschrieben, das heißt die Anpassung des Gehirns und des Zentralnervensystems an die Lebenserfahrung eines Organismus. Die Möglichkeit, zu lernen, Neues zu lernen und umzulernen hört also nie auf.

Wie Lernen und Entwicklung zusammenhängen, veranschaulicht Abbildung 9.

Wenn wir Kindern helfen wollen, sich weiterzuentwickeln, müssen wir ihnen vor allem neue Erfahrungen ermöglichen. Durch neue Erfahrungen kann sich das Kind die Welt auf eine andere Weise als bisher erschließen, indem es zum Beispiel nicht nur Misserfolge bei Diktaten erlebt und daraus die Regel ableitet: »Ich kann das nicht, was die in der Schule von mir wollen«, sondern auch erlebt, vielleicht vorgelesene Szenen zeichnerisch besonders darstellen zu können oder beim Wettlauf Erster zu sein. Daraus kann die Regel korrigiert werden in: »Es gibt auch Dinge, die ich gut kann in der Schule.« Damit ist der Bann, sich nur als Versager zu erleben mit allen Konsequenzen für Selbstwert, künftige Anstrengungsbereitschaft und so weiter, gebrochen und der Weg für eine neue Lernbereitschaft vorbereitet. Das beschriebene Prinzip heißt »Selbstwirksamkeit« und ist ein sehr wichtiges Konzept: Damit ist das Vertrauen in die eigene Fähigkeit, Aufgaben bewältigen zu können, gemeint.

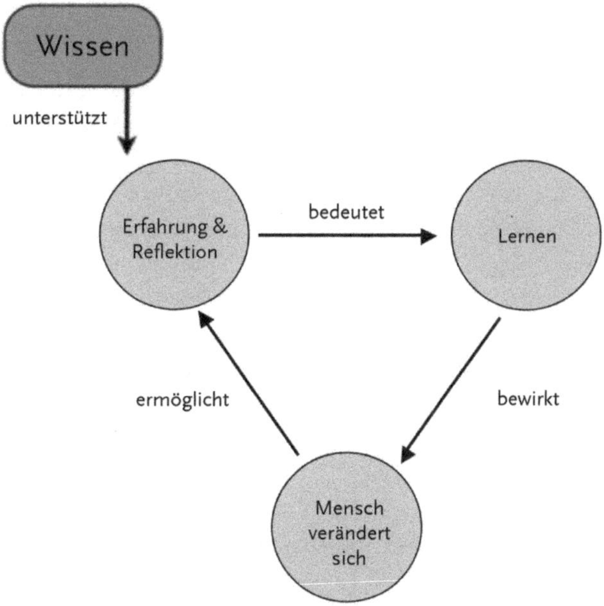


*Abb. 9: Zusammenhang zwischen Entwicklung und Lernen*

### 4.1.3 Leitlinien

Eltern interagieren natürlicherweise nicht so stark mit der Schule, wie es ihre Kinder tun. Das ändern auch regelmäßige Elterngespräche nicht. Das Kind stellt quasi einen Puffer zwischen den Eltern und der Schule dar. Wenn Kinder auffällig werden, sei es durch unzureichende schulische Leistungen oder durch unerwünschtes Verhalten, steht im Mittelpunkt jeder Interaktion der Beteiligten die sogenannte Störung. Dieser Zustand ist unserem Planetensystem ähnlich: In der Mitte steht die Störung, und alle anderen kreisen um sie herum. Auch wenn es den Beteiligten in erster Linie um das Kind geht, wird die Störung zum Fixpunkt.

Wir vertreten in unserer Arbeit mit den Kindern, den Eltern und der Schule übergreifende Leitlinien. Alle diese Prinzipien sollen am Ende dazu führen, dass die Störung aus dem Fokus der Beteiligten verschwindet. Wir wollen also das starre Planetensystem durcheinanderwirbeln und damit neue Konstellationen, das heißt Wachstum, schaffen.

### Für jedes Verhalten eines Menschen hat dieser einen guten Grund

In Abschnitt 3.2 wurde unsere Annahme deutlich, dass Menschen für jedes Verhalten, das sie in sozialen Kontexten zeigen, einen »guten Grund« haben. Nach unserer Meinung spiegelt das auch eine der drei Grundhaltungen des Therapeuten, wie Carl Rogers (1994; siehe auch Abschn. 1.2.3) sie formuliert hat, wider, nämlich die Wertschätzung des Klienten.

Von diesem Prinzip ausgehend, verschieben wir unseren Fokus weg vom Erscheinungsbild eines Symptoms und von seiner Bekämpfung hin zu den Beweggründen, das Symptom zu zeigen, und der Gestaltung von Alternativen.

### Auftragsbezogen Handeln

In der systemischen Beratung und Therapie wird oft davon gesprochen, dass sich der Berater oder der Therapeut einen Auftrag vom Klienten abholen soll. Überwiegend ist damit gemeint, dass zu Beginn der Interaktion ein klares Ziel und der Rahmen zur Umsetzung des Zieles zusammen mit dem Klienten formuliert werden. Dieser klar formulierte Auftrag stellt dann im weiteren Verlauf die Grundlage der Interventionen dar. Soll der Fokus in der Beratung oder der Therapie erweitert oder verändert werden, muss ein neuer Auftrag ausgehandelt werden.

Unserer Meinung nach ist es sinnvoll, dieses gut bewährte systemische Prinzip noch enger zu gestalten und es als Anspruch an jegliche Interaktion zu formulieren. Wenn wir jemandem einen Vorschlag, eine Empfehlung oder einfach nur einen Gedanken mitteilen wollen, so ist die erste Reaktion des Klienten (egal ob Kind, Eltern oder Lehrer) oft eine Rechtfertigung.[14] Das heißt, unser Klient fokussiert seine Aufmerksamkeit nicht darauf abzuklären, was dieser Vorschlag für ihn nun zukünftig bedeuten kann, welche Ressourcen er für ihn darstellen könnte oder was ganz allgemein das Ziel unseres Vorschlages ist, sondern er fokussiert darauf, sich und uns zu erklären, warum dieser Vorschlag nicht funktionieren kann, warum dieser Vorschlag nicht zu ihm passt oder Ähnliches.[15] Dies ist durchaus nachvollziehbar, schützt es doch das Selbstwertgefühl des Klienten, wenn er dem Therapeuten erklären kann, warum er etwas nicht getan hat. Ebenso schützt es Ressourcen, die unter Umständen aufgebraucht werden müssten, sollte man dem Vorschlag folgen. Somit ist dieser Widerstand ein Akt der Selbstbestimmung.

Wenn wir unsere Klienten ernst nehmen und respektvoll behandeln wollen, sollten wir uns für jeden Vorschlag, jeden intervenierenden Gedanken oder jede Empfehlung einen Auftrag abholen. Als Beispiel kann der Lerntherapeut in der Elternarbeit, bevor er einen Vorschlag macht oder einen Gedanken äußert, fragen, ob der Klient ihn jetzt hören will. Sagt der Klient Nein, kann der Therapeut fragen, wann es besser passen würde. Wir achten damit erstens auf die momentanen Ressourcen des Klienten, und zweitens machen wir es ihm möglich, selbst zu entscheiden, wann er einen Vorschlag hören will. Mit dieser kurzen Frage geben wir ihm den Spielraum, den er braucht, um entscheiden zu können, ob etwas Neuartiges und die damit verbundenen Konsequenzen (Schuldgefühle, Verhaltensänderungen o. a.) in seiner jetzigen Situation annehmbar und praktizierbar sind. Beantwortet er diese Frage mit Nein, wird sein Selbstschutz aktiviert und von uns respektiert; beantwortet er sie mit Ja, dann haben wir seine gesamte Aufmerksamkeit. Damit wird der Fokus des Klienten von der Rechtfertigung auf die Selbstreflexion verschoben. Diese Selbstreflexion ist ebenso eine Form der Selbstbestimmung wie der Widerstand.

### Professionelle Dummheit[16]

Für alle Aktivitäten mit Kindern lassen wir uns von ihnen ebenfalls einen Auftrag geben. Das bedeutet, wir nutzen nur die Interventionen,

14 In bestimmten Therapieschulen wird dies auch »Widerstand« genannt, der dann, wenn er auftritt, eine therapeutische Relevanz besitzt.
15 Dies ist eine weitverbreitete Art der Kommunikation; beliebt zwischen Eltern und Kindern, zwischen Chef und Angestellten oder auch bei Paaren.
16 Vgl. de Shazer und Dolan (2020).

die zu den Kindern passen. Den Grad der Passung lassen wir uns von den Kindern bestätigen. In unserer Haltung »helfen« wir den Kindern nicht, sondern begleiten sie bei ihren neuen Lernerfahrungen. Dabei versuchen wir stets, »am Kind« zu sein, das heißt, bei Erfolgen wie bei Misserfolgen ist nicht unsere Definition relevant, sondern die der Kinder. Wir sind sozusagen »professionell dumm«, wenn es um die Interpretation von Schwierigkeiten, Krisen, Erfolgen oder Fähigkeiten geht. Diese »Dummheit« müssen wir durch Fragen aufheben, so ermöglichen wir dem Kind eine konkrete Auseinandersetzung mit den Ereignissen und geben ihm das – berechtigte – Gefühl, dass wir ein authentisches Interesse an seinen Wahrnehmungen und Bewertungen haben.

### Fördern von Entwicklungsinitiativen – eine gute Möglichkeit, professionell faul zu sein[17]

Wir stehen unseren Kindern gern im Weg, natürlich nur, um sie zu schützen. Wir wollen sie vor Unfällen, Misserfolgen und schlechten Einflüssen durch andere Personen, vor Computerspielen und der Werbung schützen. Das ist nicht nur richtig, sondern auch die Pflicht der Eltern und Lehrer. Des Öfteren gehen wir allerdings mit unserem Schutz zu weit. Anders gesagt, wir sind zu fleißig beim Helfen.

Das Selbstwertgefühl steht in einem direkten Zusammenhang mit dem Selbstbewusstsein. Ich kann nur ein gesundes Selbstwertgefühl besitzen, wenn ich weiß, wo ich und wobei ich gut bin, also wirksam sein kann. Dieses Wissen über sich selbst beinhaltet allerdings auch die Erkenntnis des Scheiterns. Es ist also gar keine gute Tat, wenn ich versuche, meine Kinder vor allen Niederlagen des Lebens zu schützen. Es ist allerdings immer eine gute Tat, wenn ich ihnen bei Niederlagen tröstend zur Seite stehe (vgl. Juul 2016).

Ebenso kann auch gut gemeintes Lob die eigenen Entwicklungsinitiativen der Kinder abwürgen. Die Impulse und Erfahrungen des Kindes sollten nur so wenig wie möglich von uns bewertet werden, wie zum Beispiel durch Lob und Tadel oder eigene Wahrnehmungen und Meinungen (»Das ist doch ganz leicht«). Solche Beurteilungen von außen führen aus der Perspektive des Kindes immer dazu, dass

17 Dirk Schöwe (www.sam-concept.eu [12.06.2021]) führt in seinen Fortbildungen im systemischen Aggressionsmanagement aus, dass viele »gut« gemeinte Interventionen von Eltern oder Betreuern eher dazu führen, dass Kinder unselbstständig werden, weil sie von diesen Interventionen zu sehr in ihrer natürlichen Entwicklung eingeschränkt werden. Ähnlich auch bei Juul (2016).

seine Erlebnisse ein Stück von ihm weggenommen werden und ihm seine eigenen Wahrnehmungen als nicht richtig erscheinen. Viel nützlicher ist es für das Kind, vor allem für die Entwicklung seines Selbstwertgefühls, wenn wir ihm behilflich sind, das, was es aktuell erlebt oder fühlt, zu benennen, um es verstehen und einsortieren zu können (Prozess der Mentalisierung, siehe Abschn. 2.2.4, »Bindung«). Nach unserer Meinung ist es wichtiger, das Kind selbst zu fragen, ob etwas gut oder schlecht gelaufen ist, als ihm unsere Meinung aufzudrängen. Viele Menschen, gerade Pädagogen und Therapeuten, stören sich an diesem Prinzip. Wir sind nicht der Meinung, dass das Lob aus der Schule oder der elterlichen Interaktion mit den Kindern verbannt werden sollte, aber der Meinung, dass Eltern und Lehrer erstens genauer darauf achten, wann und wofür sie loben, und zweitens das Kind und seine Wahrnehmung in ihr Feedback miteinbeziehen.

**Ressourcenorientierung**

Wenn wir an unsere eigene Schulkarriere und den Deutschunterricht zurückdenken, kommen dem einen oder anderen Diktate in den Sinn, die von unseren Lehrern mit roter Farbe »verschönert« wurden. Es ist auch heute noch üblich, Korrekturen in roter Farbe vorzunehmen und Fehler zu kennzeichnen. Am Ende werden die einzelnen Fehler zusammengezählt und nach einem bestimmten Schlüssel Noten vergeben. Die Haltung dahinter ist eine defizitorientierte, das heißt, in der Absicht, Lernen oder eine Verhaltensänderung zu bewirken, werden Fehler, Inkompetenzen oder Dispositionen identifiziert. Die kindliche Wahrnehmung wird darauf fokussiert, was es (noch) nicht kann. Durch das Kennzeichnen von Fehlern wird dem Kind vermittelt, dass es bei den Fehlern, die es gemacht hat, nur eine bestimmte Note bekommen kann. Ziel ist das Vermeiden von Fehlern. Das Gegenteil davon, zum Beispiel alle richtigen Wörter mit blauer Farbe zu markieren, kann mit einem angepassten Schlüssel die gleichen Noten ergeben. Es stünde allerdings eine ganz andere Aussage dahinter. Beim Kennzeichnen all dessen, was richtig war, würde dem Kind vermittelt, dass es aufgrund seiner Leistung, gemessen an *richtigen* Wörtern, eine ganz bestimmte Note erhalten darf. Ziel wäre dann das Produzieren »richtiger« Wörter, und die kindliche Wahrnehmung würde darauf ausgerichtet, dass es etwas kann.

Fehler sind in der gesellschaftsüblichen Sichtweise Irrtümer oder Fehlleistungen und eng an Versagen und Misserfolg geknüpft. Wir können Fehler im Schulkontext (und nicht nur dort) aber auch anders sehen, nämlich als eine Art Wendepunkt. Immer wenn Kinder einen Fehler machen, haben sie die Möglichkeit, etwas aktiv zu verändern. Bevor ein Fehler passiert, ist es oftmals nicht möglich, ihn zu verhindern. Danach wissen wir allerdings, dass der Fehler da ist, und können es in der Folge besser machen. Zugegeben, manchmal müssen wir einen Fehler öfter machen, um aus ihm zu lernen. In unserer Wahrnehmung bleibt der Kompetenzzuwachs. Für Menschen, die immer alles sofort richtig machen, wenn es sie denn gibt, würde ihre eigene Kompetenz nur über den unzuverlässigen sozialen Vergleich wahrnehmbar sein. Das gilt auch für uns Erwachsene. Immer alles richtig zu machen ist keine Option, da das so gut wie ausgeschlossen ist.[18] Fehler aber als Ressource zu sehen, da man aus ihnen lernen kann, stellt eine gute Option für den Umgang mit den eigenen Unzulänglichkeiten dar.

Wir plädieren daher für einen ressourcenorientierten Umgang mit Fehlern. Dazu muss als Erstes das hervorgehoben werden, was richtig gemacht wurde, damit bei den Kindern keine Angst vor Leistungen bzw. Fehlleistungen, sondern Lust auf die Produktion von Wörtern, Vokabeln oder Rechenlösungen hervorgerufen wird. Als Zweites kann ein konstruktiver Umgang mit Fehlern die möglichen Potenziale zur Weiterentwicklung für Schüler, Lehrer und Eltern deutlich machen, wenn man also nicht auf die Fehler fokussiert, sondern auf das, was man daraus gelernt hat.

### Helfen – Hilfe zur Selbsthilfe

Helfen ist eine wunderbare Sache. Wir helfen jemandem, weil wir es können. Dem, dem wir helfen, ist damit geholfen. Es gibt aber auch Problemstellungen, bei denen ein Mensch Hilfe verordnet bekommt und mit guten Ratschlägen überhäuft wird. Nicht selten wehren sich die »Geholfenen« dagegen. Aus dieser Perspektive kann man zu der These kommen, dass nicht jede gute Absicht vom anderen auch so verstanden wird.

Zwei Problemstellungen ergeben sich bei dem Versuch zu helfen. Die eine ist die eigene Biografie des Helfers. Unsere Art, die Welt zu

18 Das größte Problem der Sicherheitsexperten z. B. in Atomkraftwerken ist der Risikofaktor »Mensch«: »Fehler können nie zu 100 % ausgeschlossen werden.« D. h., sogar an solch wichtiger Stelle werden menschenverursachte Fehler in Kauf genommen, da es keine andere Option gibt.

sehen, sie zu interpretieren und sie für sich zu erklären, läuft auf der Grundlage unser eigenen Erfahrungen ab. In jedem Augenblick unseres Lebens lernen wir und fügen dieses neue Wissen dem bestehenden hinzu. Aus diesem reichhaltigen Schatz leiten wir mögliche Handlungsstrategien ab, um zum Beispiel Krisensituationen erfolgreich bewältigen zu können. Diese Lösungsstrategien sind auch oft erfolgreich, da sie auf unsere Person zugeschnitten und abgestimmt sind. Dass unsere Lösungen auch für andere Personen die richtigen darstellen, würde allerdings eher dem Zufall entsprechen. Zu verschieden sind individuelle Lebensläufe und unsere individuellen Ressourcen. So passen gut gemeinte Ratschläge am besten beim Ratschlagenden selbst. Ob ein Ratschlag tatsächlich auch eine Lösung für den Klienten darstellt, kann uns nur der Klient beantworten. Aus diesem Grund wollen wir keine Ratschläge geben, sondern, wenn uns der Klient den Auftrag dazu gibt, einen *Vor*schlag machen.

Die zweite Problemstellung ist die des »Lernens«. Von Geburt an sind wir auf Lernen ausgerichtet. Wir erfahren unsere Umwelt, wir interpretieren sie und wir versuchen uns optimal anzupassen, um unsere Existenz zu sichern. Wir haben verschiedene Möglichkeiten zu lernen. Wir können hören, um etwas zu lernen, oder wir können uns etwas ansehen, oder wir machen beides gleichzeitig.

Oft wird in diesem Zusammenhang eine Gleichung präsentiert, die besagt, dass wir über das reine Hören nur eine 20-%-Chance haben, das Gehörte uns auch zu merken. Mit dem Sehen liegen wir bei einer Wahrscheinlichkeit von 30 %, und wenn wir beides kombinieren, von 50 %. Probieren wir es – tätig handelnd – zusätzlich noch aus, sollen wir mit einer Wahrscheinlichkeit von 90 % uns an das Lernmaterial erinnern können. Studien, die einen solchen Zusammenhang gefunden festgestellt hätten, sind nicht zu finden. Wahrscheinlicher ist es, dass diese Gleichung auf einen Lehrspruch von Konfuzius zurückgeht, der da etwa lautet: »Sage es mir, und ich vergesse es; zeige es mir, und ich erinnere mich; lass es mich tun, und ich behalte es.« Wie dem auch sei: Dass wir etwas besser behalten können, wenn wir uns damit aktiv über alle Sinne beschäftigen, scheint logisch zu sein.

Es kann auch Gründe geben, auch mal ganz faul zu sein und in einem Krisengespräch eigene Ideen zu vergessen und sich lieber entspannt dem Redner zuzuwenden. Ob uns das gelingt, hängt davon ab, inwieweit wir es schaffen, uns selbst nicht als Mittelpunkt des Universums zu verstehen und dem anderen das Vertrauen entgegenzubringen, dass er seine eigenen Lösungen finden kann. Wenn wir uns unserer selbst bewusst sind – also im wahrsten Sinne des Wortes selbstbewusst sind – und wenn wir die Leistungen, die Wahrnehmungen und die Ressourcen des anderen anerkennen und wertschätzen können, gelingt es uns, entspannt und faul bei Krisengesprächen dem anderen nützlich zu sein.

### Strafen und Lob

Wenn wir andere Menschen für Fehlverhalten bestrafen wollen, kann das viele Gründe haben und in verschiedensten Formen geschehen. Im Allgemeinen wollen wir mit einer Bestrafung eine Verhaltensänderung bewirken. Mit einem Lob hingegen wollen wir erreichen, dass ein bestimmtes Verhalten häufiger gezeigt wird. Wir wollen dabei nur das Beste etwa für unsere Kinder. Zwei Fragen tun sich dabei auf: Erstens, kann durch Bestrafung oder Lob tatsächlich eine nachhaltige Verhaltensänderung oder eine Verhaltensetablierung bewirkt werden? Zweitens, was ist denn eigentlich das »Beste« für unsere Kinder?

Die Hauptaufgabe der Schule ist es, den Kindern neben dem Erlernen von Kulturtechniken selbstständiges Lernen zu vermitteln. Theoretisch ist das selbstständige Lernen sogar wichtiger als die korrekte Beherrschung der Kulturtechniken, denn auch wenn ein Mensch nur über rudimentäre Kenntnisse und Kompetenzen der Kulturtechniken[19] verfügt, kann er durch ein ausgeprägtes selbstständiges Lernen zusätzliche Kenntnisse immer dann erlangen, wenn sie notwendig werden. Nach dieser Überlegung scheint ein »Bestes« für das Kind zu sein zu lernen, selbstständig zu lernen. Seit Längerem ist bekannt, dass dafür eine intrinsische Motivation des Kindes notwendig ist. Nur wenn das Kind von sich aus motiviert ist, etwas zu machen, wird es versuchen, sich selbstständig alles dafür Notwendige anzueignen.

Interventionen in Form von Bestrafung und Lob sind nicht dazu geeignet, selbstständiges Lernen zu fördern. Erstens, da sie meistens von Eltern oder Lehrer ausgehen, sind sie immer extrinsischer Natur – sie kommen von außen. Zweitens erreichen sie bei den Kindern nicht das, was sie sollen. So kann auch ein Lob einem Kind aus gutem Grund peinlich sein oder eine Strafe kann gewollt sein.[20] Und drittens

19 Das Beherrschen von Lesen, Schreiben und Rechnen wird hier als rudimentär angesehen. Der sichere Umgang mit Dezimalgleichungen oder vertiefte Kenntnisse der Prosa des 19. Jahrhunderts fallen nicht darunter.

20 Strafe kann verhindern, bei Mitschülern als Streber zu erscheinen, oder sogar zu Anerkennung führen.

vergessen wir allzu gern, dass auch wir meistens einen Anteil am Verhalten unserer Kinder haben. Daher ist manchmal nicht ganz klar, wer eigentlich die Strafe verdient (sofern sie überhaupt verdient sein kann).

Um eben nicht in diese Fallen zu geraten, und um selbstständiges Lernen zu fördern, kann es daher ratsam sein, Lob und Strafe den Kindern selbst zu überlassen. Wir können sie fragen, wie sie ein bestimmtes Verhalten einschätzen und welche Konsequenzen es haben sollte. Das heißt nicht, dass wir unsere Kinder mit ihrer Erziehung alleinlassen sollen, sondern dass wir die Kinder an der gesamten Erziehung beteiligen und nicht, wie sonst üblich, sie nur die Auswirkungen dieser Erziehung spüren lassen. Erziehung heißt in diesem Sinne auch, den Rahmen für die Interventionen und die Konsequenzen für die Kinder abzustecken, da sie je nach Alter noch nicht über notwendige Wahrnehmungs- und Handlungsmechanismen wie Erwachsene verfügen können. Das Gleiche gilt beim Loben. Auch hier ist es sinnvoller, das Kind darüber zu befragen, ob eine Leistung Lob verdient hat und, wenn ja, wie dieses Lob aussehen sollte. Man kann sich vorstellen, dass solche Interventionen nur dann möglich sind, wenn man zuvor eine stabile und tragfähige Beziehung aufbauen konnte.

### Rückfälle

Solange wir leben, wachsen wir. Wir häufen Wissen an und lernen, es immer besser für unsere Bedürfnisse einzusetzen. Wir machen Erfahrungen und können mit neuen Situationen immer ein bisschen besser umgehen. Einfach gesagt, wir entwickeln uns. Ab und zu unterlaufen uns aber auch Fehler, und wir machen einen Rückschritt. Die Begriffe »Rückschritt«, »Rückfall« und »Krise« beschreiben Szenarien, mit denen manche Therapeuten, Psychologen, Juristen und Sozialarbeiter nicht gern konfrontiert werden oder, anders gesagt, vor denen sie Angst haben. Die Situationen, die mit solchen Begriffen benannt werden, geben uns als Professionellen und den Klienten das Gefühl, gescheitert zu sein. Dirk Schöwe (s. Fußn. 18) plädiert in seinen Fortbildungen zum systemischen Aggressionsmanagement dafür, Rückfälle auch anders erleben zu können, indem wir sie als *Überprüfungsfälle* interpretieren. Wenn die Klienten während der gesamten Therapie voranschreiten und immer an der Spitze des Erfahrungs- oder Lernfeldes sind, können sie das Feld hinter sich nicht sehen. Nur durch den Rückwärtsgang kann ihnen bewusst werden, wo sie schon waren, welche Strecke sie bereits zurückgelegt haben, was sie schon alles gelernt haben und wie viel sie eigentlich wissen. Und das Beste an der Situation ist: Sie wissen auch, wie sie dorthin gekommen sind.

## 4.2 Diagnostik und Ansatzpunkte für Interventionen

Wie kann nun festgestellt werden, woran das Kind genau leidet? Müssen wir dafür eine Diagnostik durchführen? Wie können wir sicher sein, dass das Kind bei uns richtig ist und nicht einer andersartigen Behandlung bedarf, weil eine schwerwiegende Erkrankung vorliegt? Falls Kinder eine Lerntherapie besuchen, die vom Jugendamt initiiert worden ist, dann hat bereits eine Diagnostik stattgefunden. Das Krankheitsbild wurde abgeklärt, sonst käme das Kind nicht in die Lerntherapie. Für den Lerntherapeuten ist es dann ausreichend, das Gutachten lesen zu können. Unser Vorgehen in anderen Fällen wird im übernächsten Abschnitt beschrieben.

### 4.2.1 Konventionelle multiaxiale Diagnostik und Tests

In den Fällen, in denen das Jugendamt die Kosten für die Lerntherapie nach § 35a KJHG übernehmen soll, kann eine sogenannte multiaxiale Diagnostik vorgeschrieben werden. Sie kann bis zu einem Jahr in Anspruch nehmen. Es gibt auch Einrichtungen, bei denen das Kind die gesamte Diagnostik innerhalb weniger Wochen durchläuft. Bedauerlicherweise findet in dieser Zeit meist keine therapeutische Arbeit statt, da dies die weiteren Untersuchungen und Ergebnisse beeinflussen würde. Das bedeutet, dass Zeit verstreicht, die nicht für eine rasche Unterstützung des Kindes und der Eltern genutzt werden kann.

Der Grundgedanke der multiaxialen Diagnostik ist sicherlich sinnvoll, denn sie versucht, die Störung im Zusammenhang eines komplexen Wirkungsgefüges zu sehen. Man geht damit weg von einer reinen Beschreibung von Krankheitsbildern hin zu einer umfassenderen Analyse des Kindes, seiner Entwicklung, eventueller begleitender Erkrankungen sowie seiner Lebensumstände. Die multiaxiale Diagnostik ist in sechs Achsen eingeteilt, die zusammenfassend im Anhang C dargestellt sind. Für Lerntherapeuten ist es wichtig zu wissen, dass eine Kostenübernahme durch das Jugendamt nach § 35a KJHG meist lediglich dann erfolgen muss, wenn »nur« eine reine umschriebene Entwicklungsstörung (Achse 2) vorliegt und die beobachtete Lernstörung nicht durch Ursachen, wie sie mittels der übrigen

Achsen beschrieben sind, entstanden ist. In den letzteren Fällen ist das Jugendamt nicht zur Zahlung verpflichtet, kann die Kosten für eine Lerntherapie jedoch dann übernehmen, wenn der zuständige Mitarbeiter dies so entscheidet.

Grundsätzlich treffen die Entscheidungen darüber, welche Untersuchungen durchgeführt werden bzw. welche nicht, immer die Eltern. Generell dürfen sich dabei nur das Jugendamt sowie ein Gericht einmischen, und dies auch nur dann, wenn eine Kindeswohlgefährdung vorliegt oder zumindest der Verdacht darauf besteht. Im Allgemeinen lautet unser Vorschlag an Eltern, sofern sie selbst entscheiden, ihrem Kind die multiaxiale Diagnostik zu ersparen. Das hat einige Gründe. Es ist zwar sicherlich richtig, herausfinden zu wollen, ob ein Kind an einem permanenten Defizit leidet. Solche permanenten Defizite, die sich auf die schulische Leistungsfähigkeit auswirken können, wie vermindertes Seh- oder Hörvermögen, eine Intelligenzminderung oder andere Erkrankungen wie Autismus, zu erkennen, kann sicherlich hilfreich sein. In den meisten Fällen wurde eine solche Erkrankung aufgrund der guten medizinischen Versorgung in Deutschland allerdings schon diagnostiziert. Eine weitere Bestätigung ist mit Blick auf den Aufwand einer multiaxialen Diagnostik eher unnütz. Des Weiteren kann auch der genaue Grad zum Beispiel einer Rechtschreibstörung kaum etwas zum Therapieplan beitragen. Schon aufgrund der Definition, die ja besagt, dass das kognitive Leistungsvermögen normal sein muss, das heißt, dass das Kind eigentlich die Rechtschreibung erlernen kann, sind intraindividuelle kognitive Leistungsstörungen ausgeschlossen. Viele Kollegen merken in diesem Zusammenhang an, dass es sehr wohl nützlich sein kann, die auditiven und visuellen Wahrnehmungskompetenzen der Kinder zu kennen. Allerdings ist schon Piaget davon ausgegangen, dass Kinder diese Kompetenzen zu unterschiedlichen Zeitpunkten erwerben. Aus unserer Sicht ergibt es keinen Sinn, die natürliche Abfolge dessen, wann Kinder etwas Natürliches wie die auditiven und visuellen Wahrnehmungskompetenzen erlernen, zu manipulieren.

In diesem Zusammenhang möchten wir auch auf ein Problem hinweisen, das oft in der Folge einer Diagnosestellung auftritt. Medizinische Diagnosen werden immer in einem bestimmten Kontext erstellt, innerhalb dessen sie ihren Sinn haben. Ein Arzt in der Psychiatrie beispielsweise benötigt eine Diagnose, um daraus ableiten zu können, ob und welche Psychopharmaka gegeben werden sollten.

Diese Entscheidung ist ohne Diagnose nicht möglich. In der Psychotherapie ist eine Diagnose Voraussetzung dafür, dass die notwendigen finanziellen Mittel vom Jugendamt oder der Krankenkasse bewilligt werden. Aufgrund der Diagnose kann der Kostenträger sicher sein, dass die Behandlung notwendig ist, dass also gewissermaßen das Geld richtig angelegt ist. Dem liegt das gesellschaftliche Prinzip zugrunde, dass diejenigen, die bedürftig sind, unterstützt werden. Die Diagnostik dient in diesem Zusammenhang dazu festzustellen, ob jemand Unterstützung braucht oder nicht.

Als Problem gerade der psychiatrischen Diagnosen ergibt sich jedoch, dass sie in der Folge meist eine Eigendynamik entwickeln. Wenn der betreffende Mensch den diagnostischen Kontext verlässt, nimmt er seine Diagnose mit. Andere Menschen erfahren davon, zum Beispiel weil er sie aufgrund seiner Diagnose aufsucht, oder weil andere Personen, die mit ihm zu tun haben, über die Diagnose informiert werden. So zum Beispiel Lehrer, die über eine ADHS-Diagnose eines Schülers informiert werden. Diese anderen Personen werden nun auf den Menschen anders zugehen bzw. reagieren, als sie es ohne das Wissen über die Diagnose getan hätten. Ein typischer psychologischer Mechanismus ist das *erwartungsbestätigende Verhalten*, was Folgendes bedeutet: Wenn ich bestimmte Erwartungen hinsichtlich eines Menschen habe, dann verhalte ich mich dem Menschen gegenüber in einer Art und Weise, dass er sich wiederum so verhält, wie es zu meiner Erwartung passt. Außerdem nehme ich an dem Menschen verstärkt diejenigen Verhaltensweisen wahr, die zu meiner Erwartung passen, und übersehe tendenziell solche Verhaltensweisen, die nicht dazu passen. In der systemischen Therapie wird dieser Effekt als *symptomerhaltendes System* bezeichnet. Der Dumme (oder, richtig gesagt: der für dumm Gehaltene!) bleibt immer der Dumme, weil mit ihm anders umgegangen wird – er darf weniger ausprobieren oder alleine machen (»Das kannst du nicht«), er bekommt keine schwierigen Fragen oder Aufgaben gestellt (die aber notwendig sind, damit er an ihnen wächst), er wird nicht nach seiner Meinung gefragt (weil man von ihm ohnehin keinen brauchbaren Beitrag erwartet) und so weiter.

Für Kinder, die eine Diagnose wie zum Beispiel ADHS erhalten, bedeuten die sich in der Folge abspielenden Prozesse vor allem: Ich bin anders als die anderen. Das ist genau das, was Kinder vor der Pubertät überhaupt nicht gebrauchen können. Ihre Aufgabe ist unter anderem, sich in die Gemeinschaft eingliedern zu lernen, und nicht, sich von ihr zu unterscheiden (vgl. auch Abschn. 2.2.1). Sie müssen Gruppenfähigkeit lernen, und das heißt für Kinder zunächst, *genauso* zu sein wie die anderen. Die Rückmeldungen, die sie bekommen, lauten aber: »Du bist anders.« So entfalten Diagnosen in anderen Kontexten als dem ursprünglichen ihre hemmende Wirkung.

Gleiches gilt in analoger Weise für Durchführung und Ergebnisse von Tests. Wir stehen daher dem Einsatz insbesondere von standardisierten Tests überwiegend sehr kritisch gegenüber und befürworten ihn in aller Regel nicht. Dabei argumentieren wir in erster Linie ganz praktisch: Wie kann bestmögliche Hilfe für das Kind möglichst schnell erreicht werden? Wenn vor die Intervention erst eine Diagnostik geschaltet werden soll, die eine bestimmte Zeit beansprucht, dann ist das praktisch nicht effizient, weil dadurch Zeit verloren geht. Je schneller man aber ansetzt, desto besser.

Weiterhin ist der Einsatz von Tests bei Kindern auch insofern problematisch, als es zum Beispiel einen Unterschied macht, ob am Montag, wenn die Schulwoche beginnt, oder am Freitag, wenn sie zu Ende geht, getestet wird. Für den Therapieplan eines Lerntherapeuten lässt sich aus der Statusdiagnostik nicht viel ableiten.[21] Vorausgesetzt, es liegt keine Störung mit Krankheitswert nach ICD-10 vor (wie z. B. Intelligenzminderung), ist die Kenntnis des Intelligenzquotienten nicht hilfreich, genauso wenig wie das Ergebnis eines Lesetests, wenn auch ohne ihn klar ist, dass das Kind Schwierigkeiten mit dem Lesen hat. Gleiches gilt für den Rechtschreibtest und weitere ähnliche Tests. Für die Lerntherapie wäre es viel nützlicher zu wissen, *warum* das Kind bestimmte Fertigkeiten nicht zeigt (nicht zeigen kann oder nicht zeigen will, z. B. aufgrund von Testangst). Das jedoch können standardisierte Tests nicht ermitteln.

Auch für die Eltern sind Testergebnisse meistens nicht hilfreich. Mit dem sogenannten Rohwert[22] kann kaum jemand etwas anfangen, aber dieser ist die Grundlage der Diagnose. Wie die Diagnose zustande gekommen ist, ist damit nicht mehr nachvollziehbar. Hinzu kommt die prinzipielle Mehrdeutigkeit von Testergebnissen, was auch bedeu-

21 Statusdiagnostik ist eine Diagnostik, die sehr gut beschreiben kann, was ein Kind z. B. am Donnerstag um 15 Uhr leisten kann. Sie kann aber kaum darüber Auskunft geben, was am Samstag um 10 Uhr ist, denn der Test war am Donnerstag um 15 Uhr.

22 Rohwert = Ergebnis eines psychometrischen Tests, das als Zahl formuliert ist und nie den wahren Wert angibt. Beispiel IQ: Bei einem IQ-Test sei ein Wert von 100 herausgekommen. Wenn man nicht weiß, welches die Standardabweichung des Tests ist, ist dieser Wert nichts wert.

tet, dass die Subjektivität des Interpretierenden einfließen kann und immer auch einfließen wird, denn keiner kann sich als subjektiver Mensch vollkommen aus einer Interpretation (Deutung) heraushalten. Würde man das versuchen, könnte man keine Deutung mehr vornehmen, denn nur das Menschsein ermöglicht eine Interpretation. Schwierig finden wir nicht die stets in Interpretationen einfließende Subjektivität, sondern den Glauben, diese Subjektivität könne eliminiert werden. Statt zu sagen: »Der mit dem Kind durchgeführte Test ergab, das Kind hat X«, wäre es ehrlicher, wenn der den Test durchführende Mensch sagen würde: »Ich vor meinem persönlichen Hintergrund und meiner beruflichen Erfahrung nehme bei dem Kind ein X wahr.« Der Mediziner, Neurobiologe und Psychotherapeut Joachim Bauer (2006, S. 87) formuliert es so:

> »Eine objektive Wahrnehmung gibt es nicht. Auch psychiatrische Fragebogen können hier nicht helfen, denn sie werden sowohl von Menschen gemacht als auch von ihnen ausgewertet. Was wir aus solchen scheinbar objektiven Fragebogen herauslesen, ist genau das, was wir bei seiner Konstruktion hineingelegt haben. Das beste Instrument, um einen anderen Menschen wahrzunehmen, ist die Repräsentation, die sich ein empathischer anderer Mensch von ihm macht.«

In bestimmten Situationen sind Tests sinnvoll einzusetzen und sollten dann auch angewendet werden. Im Arbeitsfeld einer psychiatrischen Praxis zum Beispiel hat man in der Regel nur dann die Chance, einen kassenfinanzierten Therapieplan zu erstellen, wenn zuvor eine testbasierte Diagnostik durchgeführt wurde. In gleicher Weise kann die Zahl, die sich bei einem Test ergibt, wichtig für das Jugendamt sein, wenn daraufhin die Kosten für eine Lerntherapie übernommen werden. Das bedeutet, dass auf diesem Wege die Gesellschaft diejenigen Eltern unterstützt, die andernfalls eine Lerntherapie nicht bezahlen könnten. Solche Rahmenbedingungen müssen als gegeben hingenommen werden.

### 4.2.2 Lerntherapeutische Systemdiagnostik

Es gilt also abzuwägen: Soll eine Diagnose erstellt werden, damit das eigene Bedürfnis nach Sicherheit befriedigt wird, oder kann darauf verzichtet werden, damit dem Bedürfnis des Kindes nach Anerkennung in seinem individuellen Sein und nach Gleichheit entsprochen wird? Diese Entscheidung muss jeder für sich treffen. Wir plädieren dafür, soweit möglich auf die üblichen Diagnosen zu verzichten und stattdessen eine eigene ressourcenorientierte Diagnostik zu betreiben. Wir schlagen eine *lerntherapeutische Systemdiagnostik* vor, die es ermöglicht, die Situation des Kindes mit dem Fokus auf vorhandenen Ressourcen möglichst umfassend kennenzulernen und zu verstehen. Der erste Schritt besteht darin zu sehen, was das Kind alles gut kann, was es gerne tut, wo seine Interessen liegen, damit das im weiteren Verlauf der Lerntherapie genutzt werden kann. Dazu gehören nicht nur diejenigen Ressourcen, die das Kind bereits ausgeprägt hat, sondern auch diejenigen, die es zukünftig ausprägen will. Zweitens sehen wir, welche Ressourcen im Kontext des Kindes vorhanden sind, das heißt, was seine Mutter, was sein Vater und so weiter gut können. Welche Dinge gibt es, die in dieser Familie gut gelingen? Daran können wir anknüpfen, indem wir der Familie deutlich machen, dass es nicht nur das Problem gibt, das gerade im Mittelpunkt der Aufmerksamkeit steht, sondern dass daneben auch viele Dinge gut laufen und konstruktiv bewältigt werden. Wenn die Familie angeregt wird, das, was sie gut kann, zu intensivieren und öfter zu machen, dann ist das ein ganz anderer Ansatz, als wenn es eine Anweisung gibt, ab jetzt die Dinge ganz anders zu machen. Indem das Bewusstsein bezüglich dessen wächst, welche Fähigkeiten bestehen, welche Dinge gut gemacht werden können, entsteht auch stärker die Möglichkeit, diese Fähigkeiten auf andere Bereiche zu übertragen. Das gilt für das gesamte biografische Biotop des Kindes, also für sein ganzes Umfeld – Familie, Schule, Verein und so weiter. Dazu kann zum Beispiel gehören, die Sinne des Kindes abzufragen: »Kannst du dir Bilder gut merken?« (visuell), »Kannst du gut wiedergeben, was dir jemand vorher gesagt hat?« (auditiv) etc. In diesem Zusammenhang lässt sich der Lerntyptest gut einsetzen (siehe Abschn. 4.3.2), der eine Form der ressourcenorientierten Diagnostik darstellt.[23]

Das nächste Element der lerntherapeutischen Systemdiagnostik betrifft die Betrachtung der Familiensituation: Wie werden die Beziehungen in der Familie gestaltet? Wie funktioniert die Kommunikation in der Familie? Wie wird die Befriedigung der unterschiedlichen Bedürfnisse der Familienmitglieder reguliert? Diese Aspekte lassen sich auffächern, und weitere Themenbereiche können hinzukommen. Hierzu stellt die Familiendiagnostik der systemischen Therapie eine Reihe von Methoden bereit, sodass wir an dieser Stelle darauf nicht

23 Zu Aspekten der Gesprächsführung mit Kindern und Jugendlichen können bei M. F. Delfos (2013 u. 2015) viele praktische Hinweise zu diesem Thema für Kinder aufgegliedert nach dem Alter der Kinder gefunden werden.

weiter eingehen wollen; als Literatur dazu empfehlen wir Retzlaff (2019).

Sodann wird der weitere Kontext des Kindes betrachtet, dazu gehören in erster Linie die Situation in der Schule sowie außerschulische Aktivitäten (Vereine, Sport, Musik etc.). Auf diese Weise ergibt sich nach und nach ein immer umfassenderes Bild des Systems, das heißt ein Bild der Lebenswelt des Kindes einschließlich der wechselseitigen Beziehungen zwischen den einzelnen Lebensbereichen.

Die lerntherapeutische Begleitung ist immer ein Prozess: Die Diagnostik beginnt bereits mit dem ersten Gespräch mit den Eltern, sie setzt sich fort über die Erstgespräche mit dem Kind, den Lehrern und so weiter, sie findet während der Sitzungen statt und endet erst mit dem Ende der Therapie und mit der Verabschiedung. Der gesamte therapeutische Verlauf wird immer auch mit einem diagnostischen Blick begleitet. Diagnostik kann somit als Prozessdiagnostik gesehen werden, weil sich das gesamte Umfeld des Kindes als dynamisches System kontinuierlich in einem Prozess befindet. Ein Test wäre demgegenüber eine Statusdiagnostik, mit der lediglich der Moment eingefangen wird, zu dem die Testung vorgenommen wird.

Dementsprechend gestaltet sich auch die Bewertung der lerntherapeutischen Arbeit, die mit unserem Verständnis von Diagnostik eng verbunden ist. Sie dient dazu, die im Verlaufe der Arbeit eintretenden Veränderungen und Entwicklungen zu erfassen und darzustellen. Bei jedem Kontakt mit dem Kind nehmen wir seinen Entwicklungs- und Leistungsstand und damit auch die Veränderungen wahr. Dies geschieht ohne den Einsatz von Tests, denn wir sind gewissermaßen selbst das Diagnoseinstrument. Je wichtiger der Mensch selbst als Diagnoseinstrument ist, wie zum Beispiel im Rahmen der Lerntherapie, desto mehr Bedeutung kommt einer guten Ausbildung, und zwar insbesondere den Selbsterfahrungsanteilen, sowie der stetigen Reflexion der eigenen Arbeit zu. Sie ermöglichen es uns, das Kind empathisch wahrzunehmen, und bilden die beste Grundlage für eine Einschätzung der Situation des Kindes. Ergänzend befragen wir Personen des Umfeldes (Eltern, Lehrer), wie sie das Kind erleben und welche Veränderungen sie beobachten, sodass sich ein Gesamtbild ergibt.

Unsere Wahrnehmungen beziehen wir in die nächsten Arbeitsschritte mit ein. Wir folgen damit der von Kurt Lewin (1946) entwickelten Aktionsforschung, indem nach dem ersten Schritt der Intervention eine Beurteilung der Wirkung vorgenommen wird, daraufhin wieder eine Intervention folgt, der eine erneute Beurteilung der Wirkung folgt, und so weiter. So wird jeder neue Schritt an den Effekten des vorherigen Schrittes orientiert. Damit entsteht zusätzlich zum Prozess eine Beschreibung, die die Arbeit sehr transparent für das Jugendamt, die Eltern, die Lehrer werden lässt. Anders als durch reine Testergebnisse werden so Entwicklungsverläufe nachvollziehbar.

Da wir in unserer Praxis keine diagnostischen Untersuchungsbefunde für Kostenträger, Eltern oder Lehrer anfertigen, dienen die diagnostischen Überlegungen dem Zweck, den Therapieplan für jedes Kind und seine Familie individuell anzupassen. Wie bereits erwähnt, halten wir es für fahrlässig, zu Beginn einer Therapie einen detaillierten Untersuchungsbefund niederzuschreiben und damit zur Wahrheit zu erklären. Solche Wahrheiten, die ganz allein auf der Kompetenz und Erfahrung des Diagnostikers beruhen und außerdem abhängig vom Kontext der Befunderstellung sind, entfalten schnell nach der Verschriftung ein diagnostiker- und kontextfreies Eigenleben. Wir sehen unsere Diagnosen erstens als prozesshaft (sie verändern sich mit der Zeit) und zweitens als Arbeitshypothesen an, das heißt, wir sind uns im gesamten Verlauf einer Therapie darüber im Klaren, dass sie falsch sein können und es auch sein dürfen.

Um Konsequenzen für unseren Therapieplan ableiten zu können, bedienen wir uns eines einfachen Schemas; wir beachten:

- die innerfamiliäre Situation (Familienstruktur, Rituale, Kommunikation, Selbstbild)
- die individuelle Entwicklungsstufe des Kindes
- die Art der bevorzugten Beziehungsgestaltung
- dominante Konfliktmuster und Handlungsstrategien
- das schulische Leistungsvermögen.

### 4.2.3 Fallbeispiele

Aufgrund der familiären Struktur und ihrer Auswirkungen auf *Sonja* sowie ihrer individuellen Entwicklungsstufe legten wir in ihrem Fall in der Elternarbeit besonderen Wert auf die Weitergabe von Informationen über die Bedürfnisse von Trennungskindern sowie auf Schuldfragen. In Bezug auf die bevorzugte Beziehungsgestaltung und Sonjas dominante Konflikt- und Handlungsmuster versuchten wir, sie in einen homogenen Gruppenkontext[24] von eher ruhigeren

24 »Homogen« im Sinne ähnlicher Verhaltensäußerungen – Betz und Breuninger (1998) unterteilen die Therapiegruppenteilnehmer in die »Lauten«, die sich eher aktiv und sehr lebendig äußern, und die »Leisen«, die sich eher zurückziehen und abwarten.

Kindern einzubinden und ihr dort Verantwortung zu übertragen. Ihr schulisches Leistungsvermögen machte es notwendig, in der fachdidaktischen Begleitung besonderen Wert auf die Ausbildung von Rechenfertigkeiten zu legen. Durch die Integration ihres Vaters in diesen Prozess war das sehr erfolgreich.

In *Aarons* Fall deutete zu Beginn alles auf einen Machtkampf mit seiner Mutter hin, bis wir ein differenzierteres Bild seiner Beziehungsgestaltung gewinnen konnten. Infolgedessen war die Hypothese einer Entmachtung[25] durch eine Hypothese des Rückzuges aufgrund der eingeschränkten Möglichkeiten Aarons, seine Bedürfnisse zu äußern und ihnen Geltung zu verschaffen, zu ersetzen. Der Fokus der Elternarbeit lag stärker auf Informationen über generelle kindliche Bedürfnisse, der Aufklärung bezüglich der innerfamiliären Situation und einer Vielzahl von Proben. Damit sind familiäre Lösungen gemeint, die von den Eltern versuchsweise ausprobiert werden. Solche Probephasen haben einen Anfangs- und immer auch einen Endpunkt. Nach Abschluss einer Probephase werden die Eltern motiviert, zu ihrem ursprünglichen Verhalten zurückzukehren. Wenn sie sich dagegen auflehnen, wissen sie und wir, dass die Lösung zu passen scheint. Aaron integrierten wir in eine homogene Gruppe von sehr aktiven Kindern, behielten aber auch den Einzelkontakt bei.

## 4.3 Therapeut-Kind-Interaktion

### 4.3.1 Die Pyramide der lerntherapeutischen Arbeit

Die Arbeit beginnt mit der *Beziehungsgestaltung*, weil sie die wichtigste Grundlage ist (s. Abschn. 1.2, 2.1.2, 2.1.5, 3.2.1). Darauf bauen im Weiteren die *lerntherapeutische Reflexion* und anschließend die *fachdidaktische Begleitung* auf. Abbildung 10 veranschaulicht die aufeinander aufbauenden Ebenen.

#### Lerntherapeutische Reflexion

Erst wenn das Kind und der Therapeut über eine tragfähige Beziehung verfügen, kann das Kind dabei begleitet werden, neue Problemlöse- und Handlungsmuster zu erleben und zu integrieren. Diese Ebene

25 Wir sahen Aarons Fluchttendenzen zu Beginn als einen Versuch, die Erziehungsmaßnahmen seiner Mutter zu unterlaufen und sie mit diesem Verhalten in ihrer Erziehungsgewalt zu entmachten.

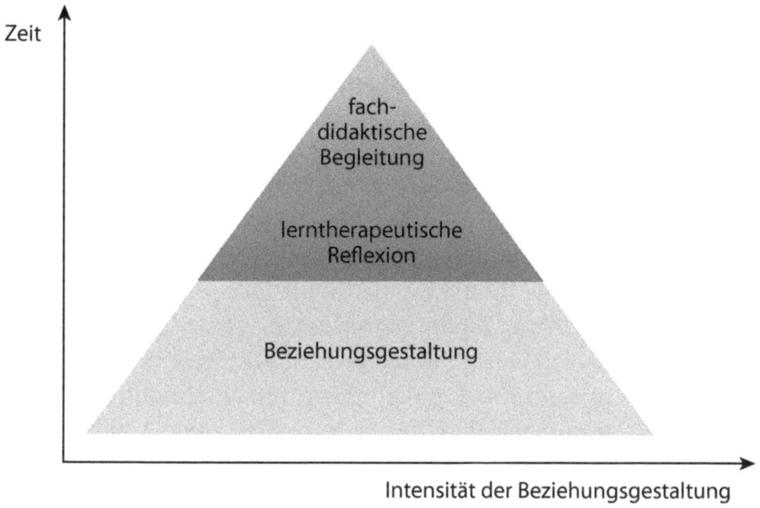


*Abb. 10: Pyramide der lerntherapeutischen Arbeit*

nennen wir »lerntherapeutische Reflexion«. Dem Kind werden verschiedenste Angebote unterbreitet. Wichtig dabei ist:

- dass sie zu dem Kind passen, das heißt, es müssen Angebote sein, die individuell auf das Kind abgestimmt sind; standardisierte Lern-, Verhaltens- oder Wahrnehmungsprogramme können niemals der individuellen Ausprägung der Stärken und Schwächen eines bestimmten Kindes gerecht werden; eine gründliche systemische Familiendiagnostik kann die notwendigen Informationen dafür bieten;
- dass sie im besten Fall vom Kind selbst ausgehen; wir unterstützen damit kindliche Entwicklungsinitiativen, treten nicht in unbekannte »Fettnäpfchen« und erhalten relevante Informationen über die vorhandenen Ressourcen; wenn wir selbst die Initiative ergreifen, dann immer auf der Grundlage der schon bekannten kindlichen Ressourcen;
- dass sie Erfolge provozieren können;
- dass sie »Neues« in »Bekanntes« integrieren;
- dass sie es den Kindern ermöglichen, ihnen bekannte Ressourcen in für sie schwierige Situationen einzubetten und so neue Handlungskompetenzen zu schaffen, wie zum Beispiel durch

Rollenspiele, Ressourcenskulpturen und/oder dialogische Interventionen;
- dass sie Entspannungsübungen mit einschließen;
- dass sie für das Lernen notwendige Bewegungsanteile umfassen.

**Fachdidaktische Begleitung**

Auf dieser dritten Ebene wird das Kind dabei begleitet, wie es die bisher gestalteten Ressourcen auf den schulischen Alltag überträgt. Der Fokus liegt auf der Festigung der neuen oder veränderten Handlungsstrategien in Bezug auf die kognitiven, emotionalen oder sozialen »Auffälligkeiten«. Diese Begleitung ist nicht bei allen Kindern notwendig, da einige aufgrund der Nachreifung von Wahrnehmungs- und Handlungskompetenzen der Umwelt gegenüber keine Auffälligkeiten mehr zeigen. In den meisten Fällen haben sich allerdings erhebliche schulische Defizite aufgebaut, die durch die fachdidaktische Begleitung abgebaut werden können. Damit dies erreicht wird, werden beispielsweise noch nicht erlernte Rechtschreibregeln mit den Ressourcen des Kindes und den von ihm bereits gelernten Angeboten kombiniert. Lernspiele und -techniken können ebenfalls zum Einsatz kommen.

Diese Form der Begleitung wird oft auch »Arbeit am Symptom« genannt, da erst hier mit der Arbeit an den Symptomen begonnen wird, derentwegen die Kinder überhaupt bei der Lerntherapie vorstellig wurden und weil sie für sich betrachtet den Charakter einer Nachhilfe haben. In einigen Konzeptionen von Lerntherapie steht diese Ebene der fachdidaktischen Begleitung im Fokus der gesamten Therapie. Oft wird auch auf die beiden anderen Ebenen gänzlich verzichtet und die Lerntherapie auf eine »exklusive Nachhilfe« reduziert, die den Bestandteil »-therapie« im Namen dann nicht mehr verdient. Unserer Erfahrung nach ist das nicht nützlich und hilft dem Kind langfristig nicht. Wir legen unseren Fokus auf die ersten beiden Ebenen.

### 4.3.2 Ressourcenorientierte Interventionen

Ist vonseiten des Lerntherapeuten eine gute Beziehung zum Kind hergestellt, dann besteht der nächste Schritt darin, auf die Ressourcen des Kindes zu schauen. Je stärker das Kind auf seine Ressourcen zurückgreifen kann, desto besser wird auch das Lernen gelingen. Mögliche Interventionen des Lerntherapeuten liegen auf struktureller und auf individueller Ebene.

**Strukturelle Interventionen – Ressourcen zulassen**

Die *Tagespläne* mancher Kinder sind vollkommen überfrachtet. Es gibt gar nicht so viele Tätigkeiten, die für Kinder wirklich wichtig sind; alle anderen sollten weggelassen werden, zumindest vorübergehend, jedenfalls wenn das Kind Symptome zeigt. Eine wichtige Entwicklungsaufgabe für Kinder im Grundschulalter ist, zu lernen, sich in Gruppen zu bewegen und einzubringen. Daher sind Dinge wie gemeinsame Aktivitäten mit Freunden oder Klassenkameraden (und wenn es »nur« eine Partyplanung ist), Mannschaftssport oder auch das gemeinsame Essen mit den Eltern vergleichsweise wichtige Aktivitäten.

Manche Tagespläne können dauerhaft in keinem Alter funktionieren, weder mit zehn Jahren im Schulalter noch im Erwachsenenalter. Um acht Uhr Schulbeginn (= Arbeitsbeginn) heißt, um sechs Uhr dreißig aufzustehen. Nach sechs Stunden Schule bis 22 Uhr noch ein Programm abzuarbeiten (Mithilfe im Haushalt, Hausaufgaben, Lernen für Klausuren, Verwandtenbesuche, Haustierpflege, Briefeschreiben, Telefonateerledigen, Sport, Musikunterricht, Ergotherapie, Nachhilfe, Wiederholung von Schulstoff etc.) ist auf Dauer nicht leistbar. Es ist zwar lernpsychologisch sinnvoll, zum Beispiel Lernstoff zu wiederholen. Es ist aber noch wichtiger, immer wieder Pausen einzuschalten. Daher hat es keinen Sinn, nach sechs Stunden Schule sofort mit Wiederholungen zu beginnen. Man ist dann einfach nicht mehr aufnahmefähig. Ganz abgesehen von dem Leistungsdruck, der durch die Erwartung des vielen Lernens auch vermittelt wird. Viele Eltern sehen das jedoch nicht, sie haben kein Einfühlungsvermögen dafür, dass das Kind schon den ganzen Tag etwas geleistet hat. Sie fühlen selbst den Druck, den teilweise auch die Lehrer erzeugen, dass das Kind mehr leisten muss, und geben ihn an das Kind weiter. Daraus resultieren dann oft Tagespläne der Eltern für ihre Kinder, die überhaupt keinen Freiraum mehr lassen. Es wird oft nicht gesehen, dass der »Arbeitstag« des Kindes im Grunde von acht bis 14 Uhr dauert und mit Schulschluss zu Ende sein sollte. In die lerntherapeutische Praxis kommen diejenigen Kinder, die diesem Zuviel an Aufgaben nicht standhalten können und auffällig werden. Für Lerntherapeuten ist daher die wichtigste Aufgabe, Druck herausnehmen und den Tagesplan zusammenstreichen.

In zweiter Linie kann man auf die *Arbeitsplatzgestaltung* achten: Es sollte einen separaten Bereich für das Kind geben, in dem es sich nur um die schulischen Dinge kümmert. Dort haben die Schulsachen ihren festen Platz. Alles ist auf das Kind zugeschnitten (Möbelauswahl und -größe, Farben, Arbeitsmittel etc.).

**Individuelle Interventionen – Ressourcen finden**

Es gibt *Lerntypentests*, die so funktionieren, dass nacheinander auf verschiedenen Sinneskanälen mehrere Gegenstände präsentiert werden, an die man sich anschließend zu erinnern versucht. An je mehr Gegenstände man sich erinnern kann, desto besser hat das Lernen mit diesem Sinneskanal stattgefunden. Auf diese Weise kann man herausfinden, ob man am besten durch Lesen, Hören, Sehen oder Fühlen lernen kann.

Ein für die Lerntherapie interessantes Ergebnis entsteht dann, wenn auf einem Sinneskanal, zum Beispiel beim Lesen, eine hohe Erinnerungsquote erreicht wird und auf einem anderen Sinneskanal, zum Beispiel beim Hören, eine deutlich niedrigere. Das wäre ein markanter Unterschied, der darauf hindeutet, dass die visuelle Aufnahmefähigkeit stärker als die auditive ist. Wenn man mit dem Kind in den ersten Stunden diesen Test durchführt, weiß man für die folgenden Sitzungen, dass sich das Kind Dinge sehr gut durch das reine Lesen merken kann. Hier haben wir es also mit einer Ressource zu tun. Wenn wir mit dem Kind Erfolge provozieren wollen, dann nutzen wir genau diese Ressource. Mit einem Kind, das beim Fühlen hohe Werte erzielt hat, also auf dem haptischen Kanal, werden wir vermehrt basteln, statt ihm fertige Arbeitsmaterialien zu geben. Und wir wissen auch, dass wir mit dem reinen Hören wahrscheinlich keinen Erfolg haben werden. Wir werden uns also bemühen, bei allem, was wir tun, immer auch die haptische Komponente hinzuzunehmen. Gleichzeitig ergibt sich ein Therapieziel: in Bezug auf die Lernstrategien das Hören auszubauen. Damit ist gemeint, Strategien für das Kind bereitzustellen, damit es die Merkfähigkeit über den Sinneskanal des Hörens ausbauen kann. Zu Anfang der Therapie werden die Ressourcen genutzt, und Ziel für das Ende ist, die anderen Kanäle ausgebaut zu haben. Wichtig bei der Durchführung des Tests ist, den Leistungsanspruch wegzulassen, also nicht dazu aufzufordern, sich mittels aller Sinneskanäle an möglichst viele Gegenstände zu erinnern, denn dann werden mögliche Unterschiede nicht erkennbar. Daher dürfen bei dem Test auch keine Lernstrategien angewendet werden.

Auf allen Kanälen ähnliche Werte ergeben sich dann ganz natürlich, wenn ein Kind eben keine besonderen Unterschiede zwischen den Sinneskanälen aufweist. Man erreicht mit dem Test also nicht alle Kinder. Was gelegentlich auch gut zu sehen ist, sind bessere Leistungen bei kombinierten Aufgaben. Das bedeutet, ein für sich allein schwacher Kanal wird durch die Kombination mit anderen Kanälen stärker. Wenn man alle anderen Sinne mit hinzunehmen, also ganzheitliches Lernen praktizieren kann, dann verbessert in diesem Fall das Gesamtergebnis auch den für sich alleine schwachen Kanal. Damit ist ein gutes Beispiel dafür gegeben, dass ganzheitliches Lernen funktionieren kann. Andersherum kann es auch Interferenzen geben, das heißt, wenn eine kombinierte Aufgabe zu schlechteren Ergebnissen führt als Aufgaben für die Einzelkanäle, die gute Ergebnisse erbringen. Dann macht die kombinierte Aufgabe den Lerner schlechter. Der springende Punkt ist, dass das sehr individuell ist. Einige Lerner profitieren vom kombinierten Lernen, andere nicht. Wenn also behauptet wird, ganzheitliches Lernen sei sehr gut und empfehlenswert, dann muss man dazu sagen: Ja, das stimmt, und zwar für einige Kinder, nicht jedoch für alle. Deshalb funktionieren solche Therapiepläne manchmal nicht, die vorschreiben, alles ganzheitlich anzugehen.

Will man herausfinden, wie die Gegebenheiten bei einem individuellen Kind sind, sind solche Tests wie der Lerntyptest sehr nützlich. Er ist für Schulkinder ab etwa sieben Jahren einsetzbar. Voraussetzung ist die Lesefähigkeit. Allerdings werden bei diesem Test nur vier Lerntypen erfasst, es gibt jedoch noch mehr. Auch für diese Lerntypen sind Tests entwickelt worden. Als wichtigste seien beispielhaft genannt: der motorische Lerntyp, der sich viel bewegen muss, weil durch die Bewegung das Gehirn aktiviert wird; der kommunikative Lerntyp, der sehr viel durch Gespräche und Diskussionen lernt; der personenorientierte Lerntyp, der bei einem bestimmten Lehrer alles lernt und keine Schwierigkeiten hat, wenn er ihn mag, jedoch oft auffällig wird, wenn ein Wechsel zu Fachlehrern erfolgt. Wenn solch ein Kind den Lerntherapeuten als Beziehungsperson akzeptiert, ist die Therapie natürlich leichter durchzuführen, denn das Kind wird in allem folgen, auch in den Anweisungen. So kann das Kind sehr gut ausgestattet werden. Andersherum wird es sehr schwierig, wenn das Kind den Lerntherapeuten ablehnt.

Im *Rollenspiel*, auch *Skulpturarbeit* genannt, stellen sich fast immer weitere Ressourcen heraus. Diese Intervention ist abgeleitet von der Aufstellungsarbeit aus der systemischen Familientherapie (siehe Satir u. Baldwin 1988). Unserer Erfahrung nach kann man nicht nur Familienmitglieder aufstellen, sondern auch persönliche Stärken, Schwächen, Superhelden und Monster. Neben der Bewusstwerdung von Stärken stehen bei dieser Intervention die Imagination der Ressourcen und ihre Beziehung zu krisenhaften Situationen im Mittelpunkt. Zum Beispiel: Wie kann ich meine herausragende Durchsetzungsfähigkeit dafür verwenden, die Aufgabe zu lösen, ein Blatt Papier voll mit kleinen »a« zu schreiben, bei der ich immer scheitere? Viele Kinder haben nützliche Ressourcen, die aber oft nicht in den Rahmen, den wir ihnen in der Schule vorgeben, passen.

### Individuelle Interventionen – Ressourcen entwickeln und gestalten

An dieser Stelle möchten wir nochmals etwas Grundlegendes, eher Theoretisches, herausstellen, nämlich, warum wir an die Entwicklungsfähigkeit des Menschen glauben. In der Fachliteratur wird dafür der Begriff der *Autopoiese* (Selbstorganisation) verwendet. Die Erhaltung und Entwicklung ihrer selbst ist Kennzeichen aller lebenden Systeme. Sie lassen sich gewissermaßen ständig neu entstehen, indem sie ihre Elemente reproduzieren und deren Zusammenwirken an wechselnde Umweltbedingungen anpassen können. Auch sind, bis zu einem gewissen Grade, Kompensationen von Schädigungen möglich. Bezogen auf den Menschen, kann über die Autopoiese als Selbst*organisation* hinaus auch von einer Autogenese als Selbst*entstehung* gesprochen werden: Aufgrund seiner seelisch-geistigen Ausstattung ist es dem Menschen möglich, seine Entwicklung und damit seine konkrete Form, am Leben zu sein, aktiv zu gestalten. Bei aller Determiniertheit und Prägung haben wir es zu einem guten Teil selbst in der Hand, wie wir uns entwickeln wollen, wer wir werden wollen, welche Werte wir vertreten und welche Ziele wir anstreben wollen. Es ist uns nicht immer bewusst, und die Umsetzung ist oft nicht einfach, aber wir haben eine große Entscheidungsmacht über den Verlauf unseres Lebens. Die Frage, wer man wirklich ist, taucht in der Regel erst zwischen Pubertät und frühem Erwachsenenalter auf, sodass der Wunsch und das Ziel, eine individuelle und selbstbestimmte Persönlichkeit zu werden, in ganz jungen Jahren noch nicht im Vordergrund stehen. Der Keim dafür wird jedoch schon im Säuglingsalter gelegt. Hier ist es wichtigste Aufgabe der Umwelt, das langsame Wachsen dieses Keimes nicht zu behindern. Praktisch heißt das, die individuelle Wesensart des Kindes nicht zu unterdrücken oder korrigieren zu wollen, sondern dem Kind

Ausdrucksmöglichkeiten zur Verfügung zu stellen, damit es das, was in ihm steckt, zur Entfaltung bringen kann. Aufgabe der Erwachsenen ist es somit, für das Kind einen Rahmen zu schaffen, in dem Autogenese möglich ist. Wir vertrauen auf die Selbstregulationsfähigkeiten, die jedem Menschen innewohnen; sie werden besonders dann aktiviert, wenn der Mensch, gleich welchen Alters, sein individuelles Sein in der Welt ausdrücken kann. Aufgabe des Lerntherapeuten ist es, das individuelle Sosein des Kindes zuzulassen und es zu seinem eigenen Ausdruck zu ermuntern und gleichzeitig die Eltern zu unterstützen, dasselbe zu tun.

In engem Zusammenhang mit der Autopoiese steht die *Kreativität*. Leben ist Kreativität. Bei allem, was wir tun, geben wir etwas von uns in die Welt. Das Wort »Kreativität« kommt vom lateinischen *creare*, was »etwas neu schöpfen, hervorbringen, erzeugen, schaffen« bedeutet. Durch Kreativität wird etwas Neues geschaffen, also auch etwas verändert. Leben ist immer auch Veränderung, und kreativ sein heißt, sich der steten Veränderung anzupassen und mit ihr mitzugehen.

Für die Arbeit mit Menschen sind zwei Dinge wichtig: zum einen, die eigene Kreativität im therapeutischen Prozess zuzulassen. Je besser wir selbst kreativ sein können, desto besser und flexibler können wir uns auf den Klienten einstellen. Dies fängt bei der Kommunikation an: Welche Frage könnte ich jetzt stellen? Soll ich eine Anregung geben, einen Lösungsvorschlag machen? Oder lieber noch etwas schweigen? Für einen neu zu lernenden Umgang mit schwierigen Situationen oder scheinbar unlösbaren Problemen müssen manchmal ungewöhnliche Wege beschritten werden, die Realität neu bewertet werden oder anderes mehr. Je kreativer das Vorgehen ist, desto besser kann dies gelingen, und je mehr wir als Therapeuten unsere Kreativität entwickelt haben und zulassen können, desto besser können wir kreative Problemlösungen beim Klienten erkennen und anerkennen. Zum anderen geht es darum, genau diese Kreativität für die Entwicklung neuer Sichtweisen, Problemlösungen und der Lebensgestaltung insgesamt beim Klienten zu fördern bzw. überhaupt erst zu wecken. Wir Menschen sind immer kreativ, genauso wie wir immer lernen. Auch als störend empfundene Verhaltensweisen sind zumeist kreative Reaktionen auf die Umstände – wenn zum Beispiel ein Kind laut und unruhig ist, kann der Sinn darin bestehen, Aufmerksamkeit zu erhalten, die es sonst nicht bekommen würde.

Die Förderung von Kreativität kann auf vielen verschiedenen Wegen geschehen. Eine Möglichkeit stellt das *kreative Schreiben* dar.

Indem es gerade nicht um Rechtschreibung, korrekte Formulierung, Grammatik und andere Regeln und Formalia geht, sondern der spontane Fluss aus der Feder aufs Papier erlaubt ist, entsteht ein Ausdruck der eigenen Persönlichkeit: Ich manifestiere etwas, das zuvor nur in mir drinnen war. Nur scheinbar kommuniziere ich mit dem Papier, tatsächlich entsteht ein Dialog mit mir selbst. Ich kann mir Sorgen, Ängste und Nöte von der Seele schreiben. So, wie das alles in dem Moment aus mir fließt, so findet es Gestalt. Das Papier kritisiert nicht.

Für den Therapeuten bietet das kreative Schreiben die Möglichkeit der Selbsterfahrung, der Reflexion der eigenen Biografie und Identität (z. B. der eigenen Schulzeit und der dort erlebten Problematiken). Es hilft bei der Bewusstmachung des Selbstverständnisses als Therapeut.

Für den Klienten in der Lerntherapie ermöglicht das kreative Schreiben einen neuen, lustvolleren Zugang zu Worten und zur Sprache, womit wieder Spaß am Schreiben (und damit auch Lesen) und am Umgang mit Stift und Papier generell vermittelt wird. Dabei soll keine Eingrenzung auf das reine Schreiben von Wörtern erfolgen, sondern es können auch einzelne Buchstaben, Zahlen, Strichmännchen, Gesichter, Bilder, wilde Striche und alles andere aufs Papier gebracht werden.

Ob es das Schreiben ist oder eine andere Form des kreativen und schöpferischen Ausdrucks, ist nicht wichtig. Wichtig ist nur, kreative Impulse zuzulassen und ihnen nachzugehen. Kinder werden in ihren kreativen Verhaltensweisen oft gebremst. Im Rahmen der Lerntherapie kommt dem Entfernen von Blockaden eine wichtige Rolle zu: einerseits strukturelle Blockaden herausfinden und versuchen, sie abzubauen (z. B. bestimmte Gebote und Verbote, denen das Kind unterworfen ist), andererseits innerseelische Blockaden (»Ich kann nicht malen«), also innere Hemmungen, beim Kind erkennen und zunächst auch anerkennen, um dann mit ihnen zu arbeiten. Ziel dabei ist auch, die natürlicherweise vorhandene Neugier wieder zu ermöglichen, welche die beste Voraussetzung ist, Neues zu lernen.

### Individuelle Interventionen – Ressourcen pflegen

Mit der Pflege der Ressourcen ist gemeint, die Rahmenbedingungen für die Autogenese zu erhalten. Da das Leben stets dynamisch und alles der Veränderbarkeit unterworfen ist, treten immer wieder auch Widerstände und Krisen auf. Wenn die Gegebenheiten sich wandeln, muss der Organismus sich neu orientieren und anpassen. Das bedeutet immer auch, dass bisherige Verhaltensmuster und Problemlösestrategien teilweise nicht mehr funktionieren. Folglich muss etwas Neues gelernt werden, damit Autopoiese und Autogenese weiterhin möglich sind. Dies kann umso besser gelingen, je mehr bzw. bessere Angebote man an der Hand hat, sich selbst zu steuern. Dazu gehören, wie wir schon in Abschnitt 2.1.4 besprochen haben, unter anderem die körperliche Bewegung und die mentale Entspannung. So führt die Pflege der Ressourcen dazu, dass Autogenese auch in der Krise weiterhin möglich bleibt.

Lernen gelingt meist am besten in einem Zustand der *Entspannung*. Es gibt viele Entspannungsverfahren, die helfen können, solch einen Zustand zu erreichen, und die meisten lassen sich auch mit Kindern durchführen (siehe z. B. Hennig 2005). Wichtig dabei ist eine Individualisierung: Was der einzelne Klient (mit)macht, muss für ihn auch passend sein und sich gut anfühlen. In der Arbeit mit Kindern ist es oft günstig, viele Bilder einzubauen, zum Beispiel an einem Strand am Meer zu sein, in der Hängematte zu liegen oder anderes. Durch die aktive Entspannung kann man bewusster dafür werden, was im Körper geschieht. Mit zunehmender Übung kann man sich auch im Alltag in Stress auslösenden Situationen besser das Selbst-Bewusstsein bewahren. Es ist wie: ein Stück zurückzutreten. Durch den besseren Kontakt zu sich und seinen Empfindungen fühlt man sich den Stresssituationen weniger hilflos ausgeliefert. Es geht für den Lerntherapeuten darum, das Kind mit einem Werkzeug auszustatten, mit dem es etwas Positives für sich tun kann. Das Kind merkt dadurch, dass in ihm ein Potenzial vorhanden ist, dass es etwas tun kann und über die Fähigkeit verfügt, sich etwas Gutes zu tun. In Untersuchungen zu Entspannungstechniken zeigt sich oft, dass die Studienteilnehmer von dem untersuchten Verfahren profitieren. Das gilt aber nie für alle Teilnehmer, sondern einige Teilnehmer profitieren mehr von einem anderen Verfahren. Nicht jedes Verfahren ist daher für jeden gut geeignet; das bedeutet für jeden Menschen, individuell auszuprobieren, welches der vielen möglichen Verfahren am besten passt.

Das Praktizieren eines Entspannungsverfahrens und die Wahrnehmung der resultierenden Effekte, auch wenn sie zunächst vielleicht nur gering sind, führen zu einer Erhöhung der Selbstwirksamkeit (also des Vertrauens in die eigene Fähigkeit, Aufgaben bewältigen zu können). Durch die Stärkung der Selbstwirksamkeit wird die bei sich selbst wahrgenommene Kompetenz gesteigert und die Übernahme von Verantwortung für sich selbst gefördert. (Mehr zum Thema Entspannungsverfahren im Zusammenhang mit menschlicher Entwicklung findet sich bei Eitmann 2008).

Für die körperliche *Bewegung* gilt im Prinzip das Gleiche wie für die Entspannung. Über den Zusammenhang zwischen Bewegung und Gesundheit im Allgemeinen und der Funktionstüchtigkeit des Gehirns im Besonderen ist an vielen anderen Stellen geschrieben worden, sodass wir uns hier mit einigen kurzen Hinweisen begnügen können. Beispielhaft erwähnen möchten wir das Qigong, bei dem es darum geht, durch bestimmte Bewegungen das Fließen der Lebensenergie durch die Meridiane, die Energieleitbahnen im Körper, zu stärken. Qigong ist eine Bewegungsmeditation. Es gibt Standpositionen, aber auch Geh- und Sitzvarianten. Es lässt sich auch mit Visualisierungen verbinden: »Ich bin ein Baum voller Lebenskraft.« Es verbessert die Körper- und Gefühlswahrnehmung und hilft auch, einen eigenen Rhythmus zu finden. Das inzwischen auch im Westen sehr bekannte Yoga gehört zur indischen Philosophie und ist untrennbar mit ihr verwoben. Das Ziel ist unter anderem, eine Verbindung von Körper, Geist und Seele herzustellen. Es gibt unterschiedliche Formen des Yoga; zu den bekannteren gehören Hatha- und Kundalini-Yoga. Zur Praxis des Yoga gehören mehrere Elemente: Körperübungen (Asanas), Atemübungen (Pranayama), Konzentrationsübungen/Affirmationen, Meditation, Entspannungsübungen sowie ethische Inhalte (z. B. das Mitgefühl).

Körperliche Bewegung zum Beispiel durch Qigong oder Yoga (siehe z. B. Bannenberg 2013) hat verschiedene positive Wirkungen, unter anderem verbessern sich die Raumwahrnehmung, Balance, Koordination und Konzentration, die Sinne werden geschärft, die Bodenhaftung und die Erdung gestärkt. Kinder können durch diese Übungen (wieder) zu ihrem eigenen Rhythmus finden und eine eigene Intensität entwickeln. Dies ist besonders wichtig, weil keine Aufgaben von außen gestellt werden, bei denen die Möglichkeit des Scheiterns besteht. Stattdessen können sich die Kinder auf ihr eigenes Tempo einlassen und selbstbestimmt agieren. Es gibt kein Richtig oder Falsch – wie auch bei Erwachsenen geht es nicht darum, die Übungen möglichst richtig oder perfekt zu machen, sondern sie bewusst zu machen. Dadurch entsteht ein neuer Bezug zum Körper, und gleichzeitig geht es nicht um Leistung, Zielerreichung oder Bewertungen.

Aus der Perspektive der Lerntherapie besteht immer die Aufgabe, diese Methoden möglichst in den Lernprozess zu integrieren und nicht zu separieren. Sicher ist es für sich genommen gut, wenn man an einem Abend in der Woche zu einer Yoga-Gruppe geht. Aber es geht in der Lerntherapie nicht darum, zu raten, das Kind solle sich eine Gruppe suchen und die Übungen dort machen, weil es sich dann besser fühlt. Besser ist es, die Bewegung zu einem Teil des Lernprozesses werden zu lassen, das ist das Entscheidende. Wie kann das geschehen? Die Integration in den Problemkontext ist eine gute Möglichkeit. Bewegungen und Lernstoff miteinander verbinden – wenn man zum Beispiel als Körperübung einen Elefanten macht, könnte mit dem Rüssel etwas gemalt werden, zum Beispiel eine 8. Oder beim Basteln nicht etwas Beliebiges basteln, sondern Zahlen oder Buchstaben. Etwas zu basteln, was mit dem jeweiligen Thema zu tun hat, bietet den haptisch orientierten Kindern einen Zugang zum Thema. Gelungene Körperintegration würde also für jemanden, der gern joggt, bedeuten, nicht erst zu joggen und anschließend zu lernen, sondern *beim* Joggen zu lernen.

### 4.3.3 Kognitiv orientierte Interventionen

Im Prinzip handelt es sich hier um den großen Bereich, in dem es um das *Lernen lernen* geht. Dazu gibt es viele Methoden und Techniken, die in der umfangreichen Literatur beschrieben sind (vgl. etwa Brandhofer-Bryan 2008; Geuenich u. Kaufmann 2005; Metzig u. Schuster 2020). Daher wollen wir hier auf eine weitere Darstellung verzichten und nur exemplarisch *Lernspiele, Lernstrategien* sowie das *Geschichtenerzählen* erwähnen. Eigentlich sind alle Spiele Lernspiele, denn im Spiel eignet sich das Kind immer Wissen an und erprobt neue Handlungen, gleichviel, ob es sich um Regelspiele oder das freie Spiel handelt. Die Spiele unterscheiden sich nur in ihrem Fokus; bei manchen geht es in erster Linie zum Beispiel um Konzentration, bei anderen um Wahrnehmung von Dingen oder um die soziale Wahrnehmung und so weiter. Zu den Lernstrategien gehören Methoden wie Gedächtnistechniken (Mnemotechniken), das Mind Mapping, das Arbeiten mit Wissenskärtchen, aber auch zum Beispiel das Zeitmanagement und viele andere mehr.

Wichtig für den Lerntherapeuten ist, eine Reihe von Spielen und Lernmethoden zu kennen, um sie den Kindern anbieten zu können. Dabei ist weniger wichtig, welche das sind, denn es ist immer ein bisschen zufällig, auf welche Spiele und Methoden ein bestimmtes Kind anspricht. Entscheidend ist, wie immer, bei jedem Kind individuell zu sehen, was passt und was nicht. Je breiter das Repertoire des Lerntherapeuten ist, desto größer ist die Auswahl.

Eine ganz andere Art von kognitiv orientierter Intervention stellt das Geschichtenerzählen dar. Damit ist nicht die Gutenachtgeschichte gemeint, sondern etwa der narrative Ansatz von Michael White (vgl. White u. Epstone 2020). Wir produzieren zusammen mit den Kindern Geschichten über sich selbst oder verändern bekannte Geschichten so, dass die Kinder selbst die Hauptpersonen werden. Sie arbeiten auf diese Weise spielerisch an einer Neufassung ihrer Geschichte oder, besser gesagt, an einer anderen Perspektive, ihre Biografie zu sehen, mit allen darin enthaltenen Ressourcen und Möglichkeiten.

### 4.3.4 Fallbeispiele

*Sonja* schien zu Beginn keinen wirklichen Bezug zu den anderen Kindern in ihrer Gruppe zu haben, doch kam sie gern und regelmäßig. Für Fantasiereisen, Malen und das Kochen mit kompletter eigener Organisation konnte sie sich schnell begeistern. Ebenso fiel es ihr leicht, die Aktivitäten am Schluss der Stunde für alle zusammenzufassen und jedem Einzelnen ihre Wertschätzung auszudrücken. Am meisten profitierte sie von dem Umstand, dass es gelang, zu einigen Sitzungen ihren Vater als Begleitung zu gewinnen. Der fachdidaktische Teil wurde daraufhin in die Hände des Vaters gelegt.

Eine Gruppentherapiesitzung mit *Aaron* bestand zunächst zum großen Teil aus Fußballspielen in verschiedensten Varianten und in Spielen, die er sich für uns ausdachte oder gern spielte. Nach kurzer Zeit zeigte er sich auch für Entspannungsverfahren (etwa PMR – progressive Muskelrelaxation), selbst erarbeitete Projekte (Kochen, Weihnachtsbasar) und Patenschaften für andere Kinder zugänglich. Den Einzelkontakt verlegte er, soweit es möglich war, nach draußen (Wandern und Treffen mit Freunden). Mit der Zeit fand er Spaß daran, bestimmte schulische Situationen als eine Art Theaterstück zu inszenieren (Skulpturarbeit), die er dann in die Gruppe überführte. In der fachdidaktischen Begleitung organisierte er seine schulischen Aufgaben selbst, das heißt, er wählte die Aufgaben aus. Er war bis zum Schluss daran interessiert, solche Aufgaben zu wählen, die ihm Erfolg versprachen; meist waren das unerledigte Hausaufgaben oder von uns angebotene Übungen. Aufgrund der aktiven Auseinandersetzung mit dem Lernstoff und seinen ihm ausreichend zur Verfügung stehenden kognitiven Kompetenzen dauerte es nicht lange, bis ihm alle Aufgaben Erfolg versprechen konnten.

Zusammengefasst legten wir in den Sitzungen mit *beiden* Kindern großen Wert auf das freie Spiel, die Ressourcenarbeit, die gegenseitige Wertschätzung (einer sagt etwas, das ein anderer gut gemacht hat), auf das Erlernen von Entspannungsverfahren (PMR, Fantasiereisen), auf das Durchführen von Erfolg versprechenden Aufgaben mit und ohne Einbezug der Gruppe, aber auch auf die Erkennung individueller Lerntypen und die daraus resultierenden Aufgabeninstruktionen (Mathe mal anders; Schreiben mal anders), auf Projekte mit eigener Organisation und Verantwortung und gegen Ende der Therapie auf die Reflexion als krisenhaft erlebter Situationen (Skulpturarbeit). Die fachdidaktische Begleitung hatte den Fokus außer auf dem selbst organisierten Arbeiten auf der Einstimmung auf und der Festlegung von Ritualen für das Lernen.

## 4.4 Therapeut-Eltern-Interaktion

Für uns ist die Elternarbeit ein wichtiger und unverzichtbarer Teil der Lerntherapie. Die Familie stellt für die Kinder ihr biografisches Biotop dar, an das sie sich optimal angepasst haben. Wenn Kinder sich entwickeln, entwickelt sich ihr Kontext mit, woran sie natürlich einen großen Anteil haben. Allerdings ist es nicht ihre Aufgabe, dafür zu sorgen, dass sich ihr biografisches Biotop entwickelt, ganz im Gegenteil. Im deutschen Grundgesetz (Art. 6 Abs. 2 GG) ist beschrieben, dass die Eltern das Recht und die Pflicht haben, ihre Kinder zu pflegen und zu erziehen. Das heißt auch, das es die Eltern sind, die dafür Sorge tragen, ihren Kindern eine Umgebung zu schaffen, in der sie sich entwickeln können. Wenn wir ein Kind zum »Indexpatienten« machen, in dem wir die Ursache für alle »Störungen« im Kind zu lokalisieren versuchen, bürden wir ihm damit auch jegliche »therapeutische Arbeit« auf. Wie wir im nächsten Abschnitt über Bedürfnisse beschreiben werden, hieße das außerdem, den Kindern die Aufgabe zu übertragen, die Bedürfnisse der Erwachsenen zu befriedigen. Diese Sichtweise kommt der Definition des psychischen Missbrauchs sehr nahe. Aus dieser Perspektive ist es daher (mit Einschränkungen)[26] unverantwortlich, wenn Lerntherapeuten auf die Elternarbeit verzichten.

26 Diese Einschränkungen betreffen Heimkinder und Kinder, die in Pflegefamilien untergebracht sind. In diesen Fällen wird die Umfeldarbeit umso wichtiger.

### 4.4.1 Bedürfnisse

Mit wem auch immer man spricht, der mit Kindern zu tun hat – mit Eltern, Lehrern, Jugendamtsmitarbeitern, Ergotherapeuten, Kinderärzten, Kinder- und Jugendlichenpsychotherapeuten und so weiter –, alle sind der Meinung, dass es in ihrem Leben und in ihrer Tätigkeit zuerst immer um das Wohl der Kinder geht und um die Durchsetzung ihrer natürlichen und existenziellen Bedürfnisse. Auf den ersten Blick scheinen also Bedürfnisse und Interessen der Erwachsenen, die diese natürlich auch haben, nur eine untergeordnete Rolle zu spielen. Aber ist das wirklich immer so? Und wenn es so ist, ist das auch richtig?

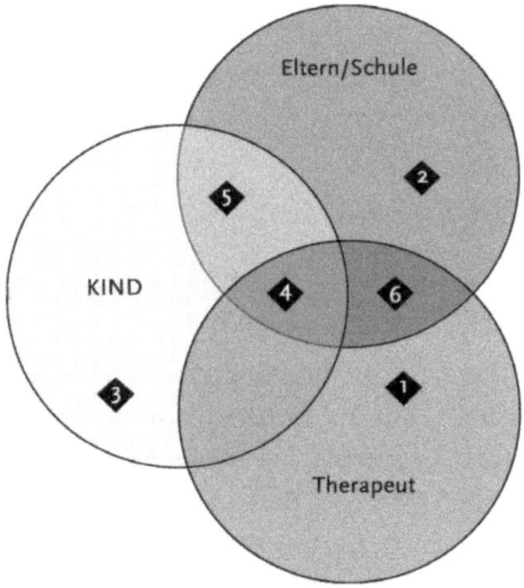


*Abb. 11: Bedürfnisse*

Beispiele für Bedürfnisse können sein (Abb. 11):

1. Bedürfnis nach Klarheit über Ausprägung und Benennung für Erkrankungen (Diagnostik)
2. Bedürfnis nach geregelten Abläufen und Erfüllung der Lehrpläne
3. Bedürfnis nach sozialer Integration (Gruppenkompetenzen)
4. Bedürfnis, gesund und glücklich zu sein
5. Bedürfnis, gute Noten zu erreichen oder zumindest das Sitzenbleiben zu vermeiden
6. Bedürfnis, den Kindern helfen zu wollen.

In Abbildung 11 sind einige Bedürfnisse im Schulkontext von Kindern, Eltern, Lehrern, Therapeuten (Lerntherapeuten u. a.) und Mitarbeitern im Jugendamt schematisch zueinander in Beziehung gesetzt. Jede beteiligte Person hat als individueller Mensch oder auch in seiner Rolle bestimmte Bedürfnisse. Diese können mit den Bedürfnissen der anderen nichts zu tun haben, mit ihnen in Konflikt stehen oder sich überlappen. Diese überlappenden Bereiche stellen Schnittmengen der Bedürfnisse dar. Das heißt, jedes Bedürfnis in diesem Bereich wird gegebenenfalls von mehreren Beteiligten geteilt. In der Schnittmenge (5) geht es um schulische Aufgaben, die das Kind erfolgreich bewältigen möchte, was sich gleichzeitig auch die Eltern für ihr Kind wünschen.

Welche Wege für die Einzelnen zur Erfüllung ihrer Bedürfnisse führen, ist oft sehr unterschiedlich. Sie scheinen sich sogar manchmal gegenseitig auszuschließen. Das Bedürfnis, Gruppenkontexte frei von irgendwelchen Grenzen oder Regeln zu erfahren und dort eigene Kompetenzen auszuprobieren, um mit ihnen zu scheitern oder sich erfolgreich in eine Gruppe zu integrieren, ist ein natürliches Bedürfnis der Kinder (3). Es stellt erstens eine Entwicklungsaufgabe dar und ist zweitens, wenn sie sie erfolgreich bewältigen konnten, eine Anpassungsleistung, die ihnen in Krisen (Umzug, Schulwechsel, Lehrerwechsel, familiäre Krisen) Sicherheit geben kann. Die psychometrische Diagnostik (1), die häufig vom Jugendamt verlangt wird, wenn eine Hilfe nach § 35a KJHG bewilligt werden soll, oder die auch oft von Lerntherapeuten durchgeführt wird, ohne dass eine solche Hilfe vom Jugendamt bewilligt werden soll, ist kein natürliches Bedürfnis des Kindes. Sie ist ein Bedürfnis der Therapeuten (oft auch der Eltern), die »Klarheit« über die »Erkrankung« des Kindes gewinnen wollen. Lernziele, Lehrpläne und überhaupt die meisten Rahmenbedingungen in der Schule (2) sind ebenso wenig natürliche Bedürfnisse der Kinder wie die Förderung durch zum Beispiel Nachhilfe (6). Dass Kinder Erfolge (5) bei ihrem natürlichen Lernen (4) erringen wollen, kann dagegen als ein Bedürfnis aller angesehen werden.

Wenn die Durchsetzung eines bestimmten Bedürfnisses eines Menschen andere Menschen nicht berührt oder bestenfalls für andere Menschen auch nützlich sein kann (wie zum Beispiel, erfolgreich zu sein [5]), dann befindet sich dieser Mensch in einer auf *Wachstum* ausgerichteten Beziehung. Fallen bei der Durchsetzung des Bedürfnisses eines Menschen für andere hingegen Kosten an (wie zum Beispiel bei den Rahmenbedingungen in der Schule [2]), dann müssen die anderen in der Regel zunächst Anpassungsleistungen an diese Rahmenbedingungen erbringen. In dieser Zeit befindet er sich in einem *stagnierenden* Kontext, das heißt, erst wenn die Handlungskompetenzen ausgebildet sind, die ohne die Anpassung nicht notwendig gewesen wären, kann er wieder wachsen. Wenn die Durchsetzung eines bestimmten Bedürfnisses bei anderen Menschen nicht nur schlichte Anpassungsleistungen, sondern darüber hinaus auch Leid (wie z. B. Behinderung oder Verhinderung der Bewältigung einer Entwicklungsaufgabe) verursacht, befindet sich der betreffende Mensch in einem *degenerativen* Kontext. Wenn dies seitens dessen, der sein Bedürfnis befriedigen will, sogar wissentlich geschieht, muss von einer bewussten psychischen Grenzüberschreitung gesprochen werden. Es ist in jedem Einzelfall wieder neu und gut abzuwägen, welchen Nutzen und welche Nachteile zum Beispiel eine Diagnostik für ein Kind haben kann. So besteht die Gefahr der Stigmatisierung mit einhergehender Ausgrenzung, die das Kind zum Beispiel an positiver Erfahrung von Gruppenkontexten und Aufbau eines guten Selbstbewusstseins hindern können. Das Gleiche geschieht, wenn ein Kind aufgrund seiner Verhaltensäußerungen vom Unterricht »befreit« und zum Beispiel »vor die Tür gestellt« wird. Diese Situationen sind degenerative Situationen, in denen Kinder für die Durchsetzung der Bedürfnisse anderer benutzt werden und einen gewissen Preis (meistens ihre psychische Gesundheit) zahlen müssen. Wenn wir uns in einer Situation befinden würden, in der das Leben anderer oder das Leben der Kinder selbst in Gefahr ist oder wir keine andere Möglichkeit haben, den Kindern längerfristig zu helfen, könnten solche Situationen noch gerechtfertigt werden. In der Lerntherapie und in der Schule ist das allerdings normalerweise nicht der Fall.

Somit ist es eine der vordringlichen Aufgaben des Lerntherapeuten, mit den Eltern und Lehrern zu erarbeiten, wer welche Bedürfnisse hat und wann wessen Bedürfnisse Priorität haben sollen. Es kann hier keine generellen Regeln geben; der entscheidende Schritt besteht darin, sich des Problems bewusst zu werden und zu lernen, welche Entscheidung wahrscheinlich welche Konsequenzen nach sich ziehen wird.

### 4.4.2 Zusammenarbeit

#### Ziele

Für die begleitende Arbeit mit den Eltern möchten wir folgende Ziele benennen:

- die Zuversicht der Eltern stärken, gut für ihr Kind sorgen zu können
- die Eltern unterstützen, sich als Elternpaar in der gemeinsamen Verantwortung für ihr Kind zu erleben
- die Prozesshaftigkeit der Ereignisse und des Systems »Familie« erlebbar und verstehbar machen
- neue Perspektiven auf das Kind und besonders seine als schwierig erlebten Verhaltensweisen möglich machen
- Wissen über entwicklungspsychologische Abläufe vermitteln.

**Relevante Aspekte**

Eltern haben meistens bestimmte Vorstellungen davon, wer und wie ihr Kind ist bzw. wie es sein sollte. Diese Vorstellungen werden auch von den eigenen Kindheitserfahrungen sowie gesellschaftlichen Normen und Erwartungen beeinflusst. Wenn sich das Kind nicht diesen Vorstellungen entsprechend verhält, können Probleme entstehen. In den Gesprächen mit den Eltern wäre dann zu erkunden, wie einerseits ihre Vorstellungen von ihrem Kind aussehen und wie sich andererseits das Kind in seinen Bedürfnissen, Wünschen, Interessen und so weiter ausdrückt. Falls diese Vorstellungen einerseits und Bedürfnisse andererseits zu weit auseinandergehen, müssen die Eltern ihre Vorstellungen und Erwartungen überprüfen und in der Folge ausprobieren, welche davon sie verändern möchten und welche nicht. Dabei kommt es meist weniger darauf an, wie die Eltern sich entscheiden. Viel wichtiger ist es dagegen, dass sie dies bewusst tun und für sich selbst Klarheit darüber gewinnen, was sie wollen und wie sie das erreichen wollen. Sich eine Position zu erarbeiten, die man auch begründet vertreten kann, ist oft schwer, bringt aber viel.

Eltern und Kinder beeinflussen sich immer wechselseitig. Die Entwicklung der Kinder ist davon beeinflusst, wie das elterliche Verhalten ist, umgekehrt wirkt auch das Verhalten der Kinder auf die Eltern. Sie können Eltern mitunter an ihre Grenzen bringen, die verschiedensten Gefühle auslösen, auch Angst, Wut und Zorn, und sie können die Eltern sich hilflos fühlen lassen. Somit können auch zirkuläre und sich aufschaukelnde Prozesse Thema in den Elterngesprächen sein.

Immer noch wird oftmals die Bedeutung des Vaters unterschätzt. Unabhängig davon, wie Kindererziehung und Erwerbsarbeit zwischen den Eltern aufgeteilt sind, sind beide Elternteile Bestandteile der Familie und für das Kind wichtig. Auch wirkt die Art der Beziehung zwischen Mutter und Vater auf ihre Beziehung zum Kind. Daher ist, wenn es dem Kind nicht gut geht, keiner der Elternteile für die Problemlösung entbehrlich. Wenn irgend möglich, sollten bei den Elterngesprächen immer beide Elternteile anwesend sein. Falls dem einmal zum Beispiel berufliche Verpflichtungen entgegenstehen, sollte unbedingt ein neuer Termin gefunden werden.

Im besten Fall können sich die Eltern gegenseitig Unterstützung geben und Verständnis und Anerkennung füreinander zeigen. Wenn einer eine Schwierigkeit hat, ist der andere für ein Gespräch da. Wenn einer sich überfordert fühlt, kann der andere einspringen. Ist das so nicht gegeben, können die elterlichen Probleme leichter auf die Beziehung zum Kind durchschlagen.

**Schwierigkeiten**

Wenn Eltern mit ihrem Kind wegen Lernschwierigkeiten vorstellig werden, sind sie in erster Linie an der Symptombeseitigung interessiert. Mit Recht ist es ihr Wunsch, dass ihr Kind in der Schule gut mitkommt, um auf die berufliche Zukunft vorbereitet zu werden. Womit Eltern dabei erst einmal nicht rechnen, ist die systemische und ganzheitliche Herangehensweise, welche auch die Reflexion ihrer eigenen Rolle im Gesamtgeschehen einbezieht. Somit bedarf es eines einfühlsamen Vorgehens des Lerntherapeuten, das es den Eltern ermöglicht, auch eigene mit der Thematik in Zusammenhang stehende Konflikte zu benennen und sich mit ihnen auseinanderzusetzen.

Eine Reihe konkreter Schwierigkeiten können im Verlaufe der Lerntherapie auftreten, wovon die häufigste ein Schuldgefühl der Eltern ist. Es tritt in dem Moment auf, in dem den Eltern etwas klar wird, das sie offenbar in der Vergangenheit nicht richtig gemacht haben. Auf das Thema »Schuld« gehen wir noch im Abschnitt 4.4.4 (»Themen«) ein. Weitere Probleme können sich dann ergeben, wenn Angst vor Veränderungen auftaucht, besonders, wenn das Kind Fortschritte macht, dabei zum Beispiel selbstständiger wird und die Eltern damit vor neue Herausforderungen stellt, die sie vielleicht lieber vermieden hätten. Hilfreich kann es dann sein, sich selbst und die Eltern wieder darauf zu besinnen, dass niemand ihnen Vorschriften machen will, dieses zu tun und jenes zu lassen. Als Therapeuten stellen wir ihnen unser Wissen und unser Denken zur Verfügung, und es ist ihre Entscheidung, was sie damit machen. Eine einfühlsame, wertfreie und wertschätzende Haltung des Lerntherapeuten ist in solchen

Situationen außerordentlich wichtig, weil die Eltern dann besonders verletzlich sind. Das Gleiche gilt für den Fall, dass Eifersucht auf die vertrauensvolle Beziehung zwischen Lerntherapeut und Kind aufkeimt. Im Regelfall kann sie gut angesprochen werden, und es sollte deutlich werden, dass der Lerntherapeut die elterliche Funktion und Position weder übernehmen kann noch übernehmen will.

**Grundsätze**

Die Zusammenarbeit mit den Eltern orientiert sich vor allem an den zu Beginn des Kapitels aufgeführten Prinzipien. Sie sind jedoch, gerade auch, wenn Beispielformulierungen gegeben werden, keine Standardmitteilungen, die den Eltern wie aus einer Liste nach und nach vorgetragen werden, nur weil es gut ist, sie zu sagen. Immer gilt das Prinzip der Authentizität des Lerntherapeuten: Vor allem, wenn Dinge gesagt werden, die die Beziehung zwischen Lerntherapeut und Eltern (oder Kind) betreffen, müssen sie wahr sein, also vom Therapeuten auch so erlebt werden.

Weiterhin ist es in der Zusammenarbeit mit den Eltern wichtig, ihre Bemühungen wertzuschätzen. Die Eltern haben in aller Regel bereits sehr viel versucht und ausprobiert, sie kennen sich selbst und ihr Kind gut und haben ihr Bestmögliches gegeben, um ihrem Kind ein gesundes und glückliches Aufwachsen zu ermöglichen. Das ist anerkennenswert, selbst wenn es aktuell ein Problem gibt. Jedes Kind hat liebenswerte Eigenschaften, und falls die Eltern sie gerade nicht sehen können, weil das Problem so sehr im Vordergrund steht, dann ist es Aufgabe des Lerntherapeuten, sie zu erkennen und den Eltern das zu sagen. Zuvor kann es notwendig sein, zusammen mit den Eltern ihre aktuelle Wahrnehmung zu korrigieren. Menschen in Krisensituationen ist es oft nicht möglich, etwas anderes außer Problemsituationen zu erkennen. Man kann das als eine Art Problemtrance (Schmidt 2021) verstehen, die, wenn man in ihr gefangen ist, nur Ideen, Fantasien und mögliche Fortentwicklungen zum Vorschein bringt, die sich auf das Problem beziehen und nicht auf mögliche Lösungen. In diesem Zusammenhang nutzt es wenig, wenn man versucht, das Problem zu verkleinern, indem man es bagatellisiert. Entweder gelingt es, die Eltern dazu zu bewegen, aus ihrer Problemsicht auszusteigen (beispielsweise mit der Verschiebung der Perspektive auf die Bedürfnisse des Kindes), oder wir betten den Problemkontext in ein reales Feld ein, das heißt, wir versuchen, das Problem zu normalisieren (De Jong u. Berg 2014).

Ein zentrales Ziel systemischer Arbeit ist es, neue Perspektiven zu ermöglichen. Wie es oft so ist, wenn man sehr mit einem Problem beschäftigt ist – man sieht das, was gut ist, nicht mehr. Daher kann es für die Eltern sehr hilfreich sein, auf das Verhalten des Kindes aufmerksam gemacht zu werden. Darin könnte sichtbar werden, wie es versucht, sich anzupassen, es den Eltern recht zu machen, zu kooperieren, wie es seine Bezogenheit auf die Eltern ausdrückt oder in welcher Weise es sie als Vorbilder akzeptiert. So etwas kann auch subtil geschehen, etwa indem der kleine Sohn eines motorradfahrenden Vaters ein Foto eines Motorrades an die Wand seines Zimmers hängt – die Botschaft dabei kann sein: »So wie Papa will ich auch werden!« Immer wieder wird es auch darum gehen, sich die Entwicklungsaufgaben, momentanen Schwierigkeiten bzw. Bedürfnisse des Kindes bewusst zu machen und zu prüfen, inwieweit es sie aktuell bewältigen bzw. erfüllt bekommen kann. Besonders wichtig ist es, die Stärken, Ressourcen und liebenswerten Eigenschaften des Kindes zu sehen und auch zu benennen, einerseits durch uns den Eltern gegenüber und andererseits durch die Eltern dem Kind gegenüber.

Schließlich gilt es in den Gesprächen mit den Eltern immer, die Beziehung zum Kind zu fokussieren. Wenn in den Elterngesprächen Konflikte deutlich werden, die die Elternteile mit sich selbst oder mit dem anderen Elternteil haben, sollten diese Konflikte immer daraufhin untersucht werden, inwiefern sie die Beziehung zum Kind beeinflussen. Was heißt das hier jetzt für das Kind? Wie wird es sich fühlen, wenn sich die Eltern miteinander oder gegenüber Dritten so und so verhalten?

Weitere hilfreiche Ausführungen zum Thema der Zusammenarbeit mit den Eltern finden sich in dem Beitrag von Rose Ahlheim (2019), dem wir eine Reihe von Aspekten dieses Abschnittes entnehmen konnten.

### 4.4.3 Gestaltung

Die Arbeit als Lerntherapeut, als Schulsozialpädagoge und so weiter muss, wenn sie nachhaltigen Erfolg erbringen soll, darauf ausgerichtet sein, die Eltern in ihrer Kompetenz zu stärken. Zunächst geht es darum, seitens des Lerntherapeuten einen Kontakt zu den Eltern herzustellen. Mit Kontakt ist gemeint, sich gegenseitig zuzuhören, ernst zu nehmen und die Werte des anderen zu respektieren. Außerdem müssen eine Verständigung und eine prinzipielle Einigung über Inhalt und Ziel der Gespräche stattfinden. Im nächsten Schritt verschafft man sich eine gemeinsame Sichtweise bezüglich dessen, worin das Problem gesehen wird. Über diese grundlegenden Faktoren muss so weit wie möglich Einvernehmen herrschen.

Der Lerntherapeut, der in den Gesprächen mit den Eltern immer auch ein bisschen die Funktion eines Beraters hat, kann in seiner Persönlichkeit und seinem Verhalten den Eltern gegenüber gut als Modell dafür fungieren, wie man andere ernst nehmen kann, auch wenn man mit ihnen nicht einer Meinung ist.

Nicht einzelne Personen, sondern der Prozess (= die Abläufe im Miteinander) sollten im Zentrum der Aufmerksamkeit stehen. Es ist nie einer allein schuld an den Zuständen, immer entwickeln sie sich durch das Zutun aller. Für die künftige Gestaltung des Miteinanders tragen jedoch die Erwachsenen die Verantwortung, nicht die Kinder. Daher ist es an den Erwachsenen, etwas zu verändern, wenn die Schwierigkeiten oder Konflikte zu groß werden.

Dabei sollten wir nicht um jeden Preis auf schnelle Problemlösungen aus sein, auch da, wo sie dringend gewünscht werden. Damit Lösungen und Veränderungen dauerhaft und gut wirksam werden können, müssen sie auf dem Boden der bisherigen Erfahrungen entstehen. Wichtig dafür ist es, die Qualität des Prozesses zu stärken – zunächst die Qualität des Veränderungsprozesses der Beratung und dadurch in der Folge auch die des Prozesses innerhalb der Familie.

Man braucht nicht lange über das Symptom an sich zu reden. Wie wir oben bereits ausgeführt haben, ist es »nur« ein Zeichen dafür, dass es auf einer tiefer liegenden Ebene ein Problem gibt.

Grundlegendes Ziel der Gespräche muss es sein, neue Perspektiven auf die Situation zu eröffnen und die Möglichkeit zu schaffen, neue Handlungen auszuprobieren. Dadurch wird der Prozess in Gang gesetzt. Allein dadurch, dass die Erwachsenen sich darum bemühen, treten oft schon die ersten Veränderungen ein.

Darf man den Eltern auch Rat geben? Ja, wenn:

- über den Rat auch diskutiert werden kann
- er nicht als Vorschrift daherkommt, sondern inspiriert, etwas Neues auszuprobieren
- er auch verworfen werden darf
- er nützliches Wissen beinhaltet, zum Beispiel über zwischenmenschliche Dynamiken oder entwicklungspsychologische

Herausforderungen für Kinder, das ein besseres Verständnis problematischer Situationen ermöglicht
- er individuell zugeschnitten ist auf den, der ihn bekommt
- er dem fachlichen Wissen und/oder der echten persönlichen Erfahrung des Ratgebenden entspricht.

Sehr lesenswert und gut auf den Punkt gebracht ist in diesem Zusammenhang das Buch *Familienberatung* von Jesper Juul (2015), dem wir viele Anregungen für die Gestaltung der Zusammenarbeit mit den Eltern verdanken.

### 4.4.4 Themen

**Aufgaben und Ablauf der Therapie (Erfolgskriterien)**

Als erstes Thema diskutieren wir mit den Eltern den Ablauf der Therapie und versuchen, mit ihnen gemeinsam »Erfolgskriterien« zu bestimmen. Diese Wortwahl mag für den einen oder anderen befremdlich sein, hört es sich doch so an, als ob wir von Qualitätsmanagement oder Optimierung von Kommunikationsprozessen redeten. In gewissem Sinne tun wir das auch, allerdings mit einem anderen Ziel. Für uns ist es nicht wichtig, später den Eltern aufzeigen zu können, alle Ziele erreicht zu haben, sondern es den Eltern zu ermöglichen, zu Beginn ihre Ziele und Wünsche zu formulieren, zu korrigieren und zu integrieren. Viele Eltern haben nur eine sehr vage Vorstellung davon, wie es ist, wenn sich alle ihre Probleme aufgelöst haben. Dazu sind die Probleme schon viel zu sehr Teil ihres Lebens geworden. Wir möchten den Eltern durch die Auseinandersetzung mit diesem Thema die Möglichkeit geben, eine konkrete Vorstellung des Zustandes zu entwickeln, den sie sich wünschen und von dem sie glauben, ihn ohne fremde Hilfe nicht mehr erreichen zu können.

**Prinzipien**

Die zu Beginn dieses Kapitels im Abschnitt 4.1.3 beschriebenen Prinzipien unserer therapeutischen Arbeit können für die Eltern interessant sein. Die Prinzipien »professionelle Dummheit«, »Fördern von Entwicklungsinitiativen«, »ressourcenorientiertes Helfen« und »Rückfälle« machen wir in der Elternarbeit selbst zum Thema. Ziel ist es dabei, den Eltern ein alternatives Angebot für ihre Haltung zu schulischen Lern- und Verhaltensschwierigkeiten anzubieten. Wir stellen ihnen das Prinzip und die dahinter liegende Haltung vor und fordern sie auf, sie probeweise in ihre Interaktion mit den Kindern einzubeziehen und damit eigene Erfahrungen zu sammeln.

**Verantwortung und Anspruch**

Die elterliche Verantwortung für das Wohlergehen der Kinder findet ebenso ihren Platz in der Elternarbeit wie der Umgang mit dem eigenen Anspruch. Für die meisten Eltern steht das Wohlergehen ihrer Kinder an erster Stelle. Andererseits haben es Krisen- oder Konfliktsituationen an sich, den Beteiligten die Sicht auf ihre Kinder zu »vernebeln«. Dieser Umstand ist am besten bei Familien zu erfahren, die mit Trennungs- oder Scheidungssituationen konfrontiert sind. Allerdings ist dies nicht nur dort zu beobachten, sondern in allen Situationen, in denen Menschen nicht mehr über alle ihre Ressourcen verfügen können und aus diesem Grund in alte, gut bekannte Konfliktmuster zurückfallen. Vor diesen Hintergrund klären wir mit den Eltern die unterschiedlichen Bedürfnisebenen (s. Abschn. 4.4.1) ab. Wir begleiten die Eltern dabei, wie sie eine sinnvolle Trennung zwischen eigenen Bedürfnissen und Ansprüchen und denen ihrer Kinder herstellen und für sich erfahrbar machen können.[27]

**Ursachen (Theorie)**

Nach unserer Erfahrung ist es nützlich, den Eltern eine systemische Sicht auf mögliche Ursachen für Lern- und Leistungsprobleme im Schulkontext anzubieten. Darüber hinaus halten wir es für wichtig, den Eltern einen nützlichen Interpretationsansatz für die funktionalen Aspekte der vorgefundenen Symptomatiken aufzuzeigen. Wir nutzen dabei unser systemisches Lern-Beziehungs-Modell, welches wir in Abschnitt 3.2 vorgestellt haben.

**Selbstwirksamkeit**

In unserem Kontext ist das Konzept der Selbstwirksamkeit ein sehr spannendes und wichtiges Thema. Das Erleben von Selbstwirksamkeit ermöglicht es uns, die bedeutendsten Schritte in unserer Entwicklung zu machen. Das reale Erleben von Kompetenz und von Bedeutsamkeit der eigenen Fähigkeiten für andere erhält und fördert die intrinsische

27 Für diese Arbeit verwenden wir Metaphern, Geschichten und verschiedene Abwandlungen der Timeline-Arbeiten von Peter Nemetschek (2011).

Motivation, auch Widrigkeiten zu trotzen, um sich bisher Unbekanntes anzueignen. Aus diesem Grund versuchen wir, durch alle unsere Handlungen die Selbstwirksamkeit bei Kindern und Eltern zu fördern. In der Elternarbeit stellt dieses Thema einen eigenen Schwerpunkt dar, den wir mithilfe von Metaphern, Gedankenspielen und Geschichten vermitteln.

#### Schuld

Wenn Eltern in die lerntherapeutische Praxis kommen, ist es zunächst wichtig zu sehen, dass sie bis zu diesem Zeitpunkt ihr Bestes gegeben haben. Sie haben das getan, was ihnen möglich war. Davon muss der Lerntherapeut überzeugt sein, und er muss es den Eltern auch vermitteln können. Wenn die lerntherapeutische Arbeit beginnt, aber erst dann, erwerben sie mehr und mehr Wissen und Techniken und können entsprechend auch mehr machen bzw. sich anders verhalten. Daher stellt sich keine Schuldfrage. Leider wird sie oft gestellt – Eltern sehen im Nachhinein aus ihrer wachsenden Erfahrung heraus, dass sie etwas falsch gemacht haben, und machen sich Vorwürfe. Unseres Erachtens entsteht keine Schuld, wenn Fehler aufgrund von Unwissenheit gemacht werden. Solange man es so gut macht, wie man kann, ist es in Ordnung. Vielleicht ist es dennoch nicht gut genug, und man erkennt dies rückwirkend. Dann hat man ab diesem Zeitpunkt die Möglichkeit, es besser zu machen.

### 4.4.5 Fallbeispiele

Die Themen in der Elternarbeit mit *Sonjas* Mutter bezogen sich im Wesentlichen auf die Bedürfnisse von Trennungskindern, die Verantwortung der Eltern gegenüber einer kindgerechten Gestaltung der Nachtrennungsfamilie sowie Diskussionen über Schuldfragen. Als besonders hilfreich haben sich in diesem Fall die gemeinsamen Gespräche mit Mutter und Vater erwiesen, und zwar aus mehreren Gründen. Zum einen war die Kommunikation zwischen Sonjas Eltern, wie oft bei getrennten Paaren, eher dysfunktional, das heißt, ihre Gespräche endeten oft in Konflikten mit gegenseitigen Anschuldigungen. Durch die gemeinsamen Gespräche konnten sie rechtzeitig Missverständnisse aus dem Weg räumen, und durch die Regelmäßigkeit war es ihnen möglich, den anderen besser zu verstehen und damit auch die Handlungen des anderen leichter vorherzusehen. Dies stellt einen zentralen Punkt im Aufbau von Vertrauen dar. Dass beide Eltern bald wieder regelmäßig miteinander sprachen, nahm, zum anderen, auch

Druck von Sonja, die nun unbeschwerter als zuvor mit ihren Eltern zusammentreffen konnte. Schließlich war es durch das neu aufgebaute Vertrauen der Eltern zueinander auch wieder möglich, gemeinsame Aktivitäten zu gestalten, was es Sonja erlaubte, ein Stück gemeinsamer Elternschaft zu erleben.

Der Druck der Eltern auf Sonja bezüglich ihrer schulischen Leistungen war von Anfang an relativ angemessen. Durch das Bearbeiten von Schuldfragen (Bin ich eine gute Mutter? Habe ich alles richtig gemacht? U. a.) wurde eine eventuelle Erhöhung des Drucks verhindert, denn dies hätte Sonja wiederum dazu genötigt, weitere Kompensationsstrategien zu entwickeln.

In der Arbeit mit *Aarons* Mutter standen die Kompetenzen und Ressourcen des Kindes im Zentrum. Die Bearbeitung von Fragen der Schuld und der elterlichen Verantwortung wurden erst später wichtig. Insgesamt überwog hier nicht der beratende, sondern eher ein praktischer (und in einigen Teilen auch therapeutischer) Anteil. Wie schon erwähnt, fokussierten wir die Elternarbeit auf das Ausprobieren neuer Lösungen. Dazu gehörten das Einführen von Ritualen, das Ändern des familiären Zeitmanagements (mit dem Ziel, es Aaron und seiner Mutter zu ermöglichen, Zeit zu zweit zu verbringen) und die Veränderungen der familiären Zuständigkeiten (Haushalt, Abholen der Kinder, Hausaufgaben).

Als besonders hilfreich hat sich in der Begegnung mit Aarons Mutter der lösungsorientierte Ansatz nach de Shazer (vgl. de Shazer u. Dolan 2020) erwiesen. Zwar vertreten wir diesen Ansatz generell, jedoch vermuten wir aufgrund der Erfahrungen mit Aarons Mutter, dass wohl jeder andere Ansatz zum Scheitern verurteilt gewesen wäre. Durch ihre Art der Beziehungsgestaltung (sie beschrieb sich gern als unwissend und hilflos gegenüber alltäglichen Herausforderungen) lud sie ihre Helfer dazu ein, ihr Ratschläge zu erteilen. Gleichzeitig fühlte sie sich durch Ratschläge bevormundet. Diese vermeintliche Bevormundung war nach einiger Zeit ihr nachvollziehbarer Grund, die Zusammenarbeit zu beenden. So erwies es sich als großer Vorteil, von Anfang an auf Ratschläge verzichtet zu haben.

## 4.5 Therapeut-Umfeld-Interaktion

### 4.5.1 Therapie eines Bildungssystems

Kritische Stimmen zu unserem Bildungssystem gibt es viele. Es manifestiert die Erkenntnisse, Bedürfnisse und Werte, die von den meisten

Menschen in unserer Gesellschaft geteilt werden. Das taten Bildungssysteme immer schon. Und weil sich Gesellschaften weiterentwickeln, verändern sich auch ihre Vorstellungen von Schule. Die Schule Anfang des 19. Jahrhunderts ist mit unserer heutigen nicht vergleichbar. Schauen wir zurück auf das, was damals üblich war, so fallen uns Adjektive wie »inhuman«, »menschenverachtend«, »manipulierend« oder »rücksichtslos« ein. Es ist anzunehmen, dass das Schulsystem in etwa 80 Jahren wiederum nicht mehr vergleichbar sein wird mit dem, welches wir heute vorfinden. Es ist auch ziemlich wahrscheinlich, dass die Menschen in 80 Jahren über unser Schulsystem mit denselben Adjektiven urteilen werden wie wir über das vor 80 Jahren. Da das mit großer Wahrscheinlichkeit so eintreten wird, heißt das auch, dass es einen besseren Weg gibt als den, den wir heute beschreiten. Wenn wir die Geschichte des schulischen Lernens anschauen, so gibt es verschiedene Entwicklungslinien, die überdauert haben und unser heutiges System prägen:[28]

- wissenschaftlicher Stand, Vervielfachung des Lernstoffes
- Angleichung der Rechte der Kinder an die der Erwachsenen
- Abbau der autoritären Funktion von Erwachsenen
- selbstbestimmtes Lernen, Ausbau der individuellen Angebote
- in Gemeinschaft lernen.

Würden wir diesen Entwicklungslinien folgen, könnten wir uns ein ungefähres Bild des Schulsystems in 80 Jahren entwerfen. Dieses Bild heute umzusetzen wäre allerdings zum Scheitern verurteilt. Der Grund für das zwangsläufige Scheitern ist einfach: So wie unsere Kinder sich mit ihren Verhaltensäußerungen optimal an ihr biografisches Biotop angepasst haben, ist auch unser aktuelles Schulsystem die optimale Anpassung an sein gesellschaftliches Habitat. Die Anpassung verbürgt das Überleben und gibt die Sicherheit, sich zu entwickeln, auch wenn die Notwendigkeit von Anpassungsleistungen einige der Systemmitglieder (Kinder, Eltern, Lehrer) gefährdet. Wenn wir dieser Metapher folgen, wird auch klar, warum »umstürzlerische« Versuche von außen, das Schulsystem zu verändern, misslingen müssen.

Wir können das Schulsystem als Ganzes sehen, also mit allen handelnden Beteiligten wie Kindern, Eltern, Lehrern, Akteuren ohne Bil-

28 Eine Entwicklungslinie, die zwar überdauert hat, aber unser Schulsystem nicht prägt, ist beispielsweise der »Hausunterricht« (Homeschooling).

dungsauftrag und Bildungspolitikern und ihren sozialen Beziehungen untereinander. Wir werden weder die Kinder noch die Lehrer oder die Eltern allein verändern können. Das Bildungssystem zu reformieren bzw. therapieren heißt, die Beziehungen zwischen den Teilnehmern zu verändern. Das bedeutet, hilfreich zur Seite zu stehen und es den Protagonisten zu ermöglichen, neue Erfahrungen in einem sicheren Umfeld zu machen, damit sie so alte, destruktive Verhaltensweisen ablegen können.

Wenn wir als Lerntherapeuten erfolgreich im schulischen Umfeld unserer Kinder wirken wollen, müssen wir uns dieser Tatsachen bewusst sein. Und trotzdem wollen wir im Folgenden einige kleine »umstürzlerische« Versuche beschreiben, die wegen ihrer wissenschaftlichen Evidenz in der Schule der Zukunft gängig sein werden und heute vielleicht von einigen als Anregung interessiert aufgenommen werden.

### 4.5.2 Gestaltung

Die Gestaltung der Arbeitsbeziehung seitens des Lerntherapeuten zu Lehrern ist keine andere als die zu den Eltern unserer Kinder. Sie ist geprägt von einem authentischen »Wissenwollen«[29] und Wertschätzung gegenüber ihren Leistungen. In der Arbeit mit Lehrern bedenken wir ihre Bedürfnisse und ihre Abhängigkeiten von Rahmenbedingungen und setzen sie den Bedürfnissen und Abhängigkeiten der Kinder gegenüber. Unser Ziel ist es (im Rahmen unserer Möglichkeiten – Einzelgespräche, Teilnahme an Lehrer-Eltern-Gesprächen u. Ä.), die Beteiligten dabei zu unterstützen, die Beziehungen zwischen Kindern und Lehrern sowie zwischen Eltern und Lehrern so zu gestalten, dass Bedürfnisse erfüllt werden können, ohne dass sie andere in ihrer Entwicklung behindern oder gefährden. Ähnlich wie bei der Elternarbeit folgen wir bei dieser Arbeit dem lösungsorientierten Ansatz von de Shazer (vgl. de Shazer u. Dolan 2020).

### 4.5.3 Themen

#### Abgrenzung (Definition) der Arbeitsbereiche

Wichtig für Lehrer und Lerntherapeuten ist es, eine gute Abgrenzung und Definition der jeweiligen Arbeitsbereiche vorzunehmen. Wie

29 Wir betrachten die Lehrer als die Experten für die schulischen Angelegenheiten unserer Kinder.

diese Abgrenzung gestaltet wird, ist Aushandlungssache und wird von den individuellen Bedürfnissen der Beteiligten beeinflusst. Ausschlaggebend ist, dass dies besprochen wurde und sich jeder auf das Besprochene verlassen kann. Andernfalls sind unklare Abgrenzungen gute Möglichkeiten, miteinander in Kompetenzkonflikte zu geraten. Ebenso kann der Lerntherapeut durch gute Abgrenzung auch verhindern, dass er in eine ungünstige Position zwischen Schule und den Eltern gerät, das heißt von einem der Beteiligten in eine inkongruente Beziehung zum anderen gezwungen wird.[30]

### Prinzipien

Wie für die Eltern können die vorangestellten Prinzipien unserer therapeutischen Arbeit auch für Lehrer interessant sein. Die Prinzipien »Fördern von Entwicklungsinitiativen«, »Ressourcenorientierung«, »Strafen und Lob« und »Rückfälle« machen wir in der Umfeldarbeit selbst zum Thema. Ziel ist es dabei, den Lehrern ebenso wie den Eltern ein alternatives Angebot für ihre Haltung zu schulischen Lern- und Verhaltensschwierigkeiten anzubieten.

### Theorie (Genese von Lernstörungen)

Eine systemische Sicht auf die Entstehung von Lernstörungen ist vielen pädagogischen Fachkräften fremd. Zwar gewinnen die systemische Beratung und Therapie bei pädagogischen Fachkräften immer mehr an Bedeutung, allerdings fehlt es für das spezielle Feld der Lerntherapie in der systemischen Literatur an einschlägigen Werken. Wir haben die Erfahrung gemacht, dass viele pädagogische Fachkräfte es als sehr nützlich empfunden haben, in die systemische Lerntherapie einen tieferen Einblick zu gewinnen. Der Lerntherapeut kann beispielsweise anbieten, Vorträge an Schulen zu halten oder im Rahmen von persönlichen Gesprächen Auskunft zu geben.

### Fördern

Aus der lösungsorientierten Perspektive der systemischen Therapie ist uns bekannt, dass die Lösungen, die ein Problem eigentlichen lösen

30 Als Beispiel können hier die sogenannten U-Boot-Aufträge gelten, wenn es dem Lerntherapeuten von einem Beteiligten (Schule, Jugendamt) beispielsweise nahegelegt wird, neben seiner ursprünglichen Aufgabe auch versteckt Kindeswohlgefährdungssituationen zu lokalisieren und darüber ohne Absprache mit den Eltern mit dem Auftraggeber zu kommunizieren.

sollen, selbst ein Problem sein können. Wenn ein Kind bestimmte schulische Aufgaben mit den bisherigen pädagogischen Methoden aufgrund seines kognitiven Entwicklungsstandes noch nicht bewältigen konnte, so hat es keinen Sinn, dies mit den gleichen Methoden, nach dem Motto »Viel hilft viel«, vermehrt zu versuchen. Das heißt, dass der gut gemeinte Förderunterricht für bestimmte Fächer bei Kindern meistens keinen Lernfortschritt bewirken kann, die Kinder aber auf jeden Fall Zeit kostet und in ihrem Selbstwert kränkt. Eltern und Schule sollen Kinder fördern, nur muss dabei die tatsächliche Leistungsfähigkeit des jeweiligen Kindes im Fokus stehen und nicht eine allgemeine Klassennorm. Wird dies missachtet, kann es schnell zur Ursache einer strukturellen Lernstörung werden.

### Verantwortung und Kritik

Jeder junge Mensch hat ein Recht auf Bildung. Die Betonung in den Schulgesetzen der deutschen Bundesländer liegt auf dem Wort: »jeder«. Es liegt somit in unserer Verantwortung, dass jeder dieses Recht nach seinen Möglichkeiten auch ausüben kann. Jegliche Intervention, die dazu führen kann, dass ein Kind dieses Recht nicht ausüben kann, muss unterbleiben.

Beispielsweise heißt es dazu im Berliner Schulgesetz (§ 3 Abs. 1 SchulG):

> »Die Schule soll Kenntnisse, Fähigkeiten, Fertigkeiten und Werthaltungen vermitteln, die die Schülerinnen und Schüler in die Lage versetzen, ihre Entscheidungen selbstständig zu treffen und selbstständig weiterzulernen, um berufliche und persönliche Entwicklungsaufgaben zu bewältigen, das eigene Leben aktiv zu gestalten, verantwortlich am sozialen, gesellschaftlichen, kulturellen und wirtschaftlichen Leben teilzunehmen und die Zukunft der Gesellschaft mitzuformen.«

Die Betonung hier (und auch bei den weiteren Punkten) liegt auf »Selbstständigkeit«. Schule soll es also den Kindern ermöglichen, selbstständig lernen zu können.

Wichtig ist dabei auch, dass wir andere Menschen auf Fehler aufmerksam machen müssen. Allzu oft entgehen uns diese Fehler bei der *Selbst*reflexion. Die entscheidende Frage beim Thema »Kritik« ist aber nicht die, ob Kritik grundsätzlich gut ist, wir unsere Kinder also ständig loben sollten, sondern wie sie vermittelt wird. Wenn Kritik an unangepassten Verhaltensweisen von Kindern bei Lehrern dazu führt, die Kinder vom Unterricht und von der Sozialität ihrer Gruppe auszuschließen,[31] dann gewinnt diese Erziehungsmaßnahme an Öffentlichkeit.[32] Aus der Perspektive der Kinder ist diese Öffentlichkeit allerdings tragisch und kontraindiziert. So wissen nicht nur sie, dass sie etwas falsch gemacht haben, sondern auch alle anderen. Sie werden damit doppelt in ihrer sozialen Integration beeinträchtigt. Genau das, was die Strafe meistens bewirken soll, wird dadurch verhindert. Ob und im welchem Umfang Strafen sinnvoll sind, wollen wir hier nicht betrachten, nur: Wenn sie erfolgen, sollten sie niemals öffentlich sein.

### Hausaufgaben

Das Thema »Hausaufgaben« wird kontrovers diskutiert. Sie sind des Öfteren Auslöser für Konflikte zwischen Kindern und ihren Eltern oder zwischen Eltern und den Lehrern ihrer Kinder. Dass Kinder ihre Hausaufgaben ordnungsgemäß anfertigen, ist seltener ein Bedürfnis der Kinder selbst, obwohl dies durchaus sein kann, sondern eher eines der Eltern und der Lehrer. Es wird für die Erledigung der Hausaufgaben daher auch viel Zeit aufgebracht, denkt man doch, dass sich damit die Schulnoten der Kinder verbessern könnten. Mittlerweile gibt es einige Studien, die aussagen, dass das Anfertigen der Hausaufgaben keinen Einfluss auf die Schulnoten hat.[33] Das heißt, dass die Kinder mit Hausaufgaben genauso gut abschneiden wie die, die keine machen. Einige Forscher sehen Hausaufgaben als eine Art pädagogisches Relikt, ähnlich dem »Stillsitzen« beim »Auswendiglernen«, von dem wir heute wissen, dass es oft kontraindiziert ist.

Ist dann nach neuerer Forschung das Anfertigen der Hausaufgaben umsonst oder sogar hinderlich für schulischen Erfolg? Darauf kann es nur ein klares »Jein« geben. Auf der einen Seite bringen sie den Kindern wahrscheinlich keinen Vorteil bei den Noten, sie verschlingen kostbare Zeit und halten Kinder von anderen, für ihre Entwicklung vielleicht sinnvolleren Tätigkeiten ab. Manchmal sind sie

---

31 Nach dem Ende der »Prügelstrafe« wurden Kinder – und werden es heute zum Teil immer noch – bei unangemessenen Verhalten »in die Ecke gestellt« oder aus dem Klassenzimmer hinausgeschickt.

32 Die öffentliche Zurschaustellung von Strafen hat in der Menschheitsgeschichte eine lange Tradition. Die Öffentlichkeit hatte allerdings in früheren Jahren nur das Ziel der Abschreckung. Man konnte wenige Delikte aufklären und musste nach jener Logik deshalb die Strafen unverhältnismäßig hoch und öffentlich ansetzen. Die überführten Täter wurden damit zum Werkzeug der Justiz (vgl. Foucault 1994).

33 Forschung dazu stammt z. B. von der TU Dresden: http://tu-dresden.de/tu-dresden/newsportal/news/hausaufgaben [12.06.2021].

Konfliktherd und manchmal auch Quelle für Selbstwertzweifel, wenn sie regelmäßig zu Misserfolgen führen. Auf der anderen Seite können sie aber auch zwischen Kindern und Eltern ritualisierte gemeinsame Stunden sein und Quelle der Selbstwertspeisung, wenn sie regelmäßig zu Erfolgen führen, das heißt den Kindern ihre Kompetenzen zeigen.

In einigen Bundesländern ist es möglich, eine Hausaufgabenbefreiung für Kinder mit einer LRS-Diagnose zu erreichen. Diese Möglichkeit sieht auf den ersten Blick vorteilhaft aus. Auf den zweiten Blick birgt sie aber auch eine Problematik. Sie kann dazu führen, dass Kinder in ihrem Schulkontext durch eine solche Befreiung aus ihrer sozialen Gruppe ungewollt ausgegrenzt werden. Andere Kinder sehen sie noch stärker als Außenseiter, was auf sie zurückwirkt, wodurch sie sich selbst als anders erleben und was den Effekt des Außen-vor-Seins noch verstärkt. Ihre wichtige biologische Entwicklungsaufgabe, »erfolgreich in Gruppenkontexten agieren können«, kann mit dieser Intervention deutlich erschwert werden.

Aus diesen Argumenten lassen sich nach unserer Meinung nur zwei Folgerungen ableiten. Die erste ist, dass Hausaufgaben auf die jeweiligen Bedürfnisse der einzelnen Kinder abgestimmt werden müssen. Zweitens: Wenn dies nicht möglich ist, sollte es jedem Kind überlassen werden, welche Hausaufgaben es sich selbst aufgeben will und welche Konsequenzen es für sich vorsieht, wenn es seine eigenen Aufträge nicht erfüllt.

### Sich selbst erfüllende Prophezeiungen

Sich selbst erfüllende Prophezeiungen sind ein bekanntes psychisches (und soziales) Phänomen, das auch im Umgang von Lehrern mit Schülern eine Rolle spielt. Das zugrunde liegende Prinzip ist das folgende: Wenn man von einem anderen Menschen ein bestimmtes Verhalten erwartet, dann verhält man sich selbst tendenziell in einer Weise, die das erwartete Verhalten beim anderen wahrscheinlicher macht. In der berühmt gewordenen klassischen Untersuchung in zwei Schulklassen haben die Versuchsleiter (Rosenthal a. Jacobson 1968) den Lehrern in Bezug auf bestimmte, aber ganz zufällig ausgewählte Schüler gesagt, sie seien besonders gut und es seien überdurchschnittliche Leistungen von ihnen bis zum Ende des Schuljahres zu erwarten. Tatsächlich entsprachen diese Schüler aber in ihrer Intelligenz und ihren Leistungen den übrigen Schülern in der Klasse, ihr Leistungspotenzial war also nicht höher als das ihrer Mitschüler. Interessanterweise standen genau diese Schüler am Ende des Schuljahres wirklich deutlich besser da als die anderen Kinder. Ihr Intelligenzquotient, der bei allen Kindern zu Beginn und am Ende des Schuljahres gemessen wurde, hat stärker zugenommen als derjenige der Mitschüler. So hat sich die Erwartung der Lehrer, diese Schüler seien besonders gut, letztlich bewahrheitet – jedoch nicht, weil sie von sich aus über mehr Potenzial verfügten, sondern weil das Lehrerverhalten ihnen gegenüber zu einer besseren Potenzialentfaltung geführt hatte.

Wenn Lehrer von einem Schüler besondere Leistungen erwarten, können sie zum Beispiel folgendes Verhalten verstärkt zeigen:

- freundlich und warmherzig sein und damit ein Klima sozialer Wertschätzung und Akzeptanz erzeugen
- höhere Anforderungen stellen
- direkte und klare Rückmeldungen geben (positive wie auch negative)
- den Schüler stärker am Unterricht beteiligen.

Dieser Effekt wirkt auch umgekehrt, wenn von einem Schüler nur unterdurchschnittliche Leistungen erwartet werden. Mögliche Verhaltensweisen sind dann unter anderem:

- weniger lange auf eine Antwort warten
- weniger Antworthilfen geben
- die richtige Antwort häufiger selbst geben
- stärker auf falsche Antworten und unangemessenes Verhalten reagieren als auf richtige Antworten und erwünschtes Verhalten
- subtile Botschaften geben: »Na, komm, diese Aufgabe kannst sogar du lösen!«

Eine weitere Gefahr besteht in der Gruppierung von Schülern nach Leistungsniveau. Dies bedeutet für die Schüler in den leistungsniedrigen Gruppen eine Kategorisierung, die sie nur schwer wieder loswerden können. Es wird für diese Schüler sehr mühsam werden, aus dieser Gruppe wieder herauszukommen und in eine leistungsstärkere Gruppe wechseln zu können. Dadurch entsteht eine Stigmatisierung.

Auslöser für die Erwartungen aufseiten des Lehrers hinsichtlich der Fähigkeiten eines Schülers können alle möglichen Formen der Kategorisierung oder Etikettierung sein, zum Beispiel:

- die Mitteilung eines anderen Lehrers, es handele sich um einen besonders guten (oder schlechten) Schüler
- das Ergebnis eines Intelligenztests
- eine psychiatrische Diagnose (wie z. B. ADHS)
- die Kenntnis der Herkunft (»Vater ist Professor«, »Eltern sind arbeitslos«, »Mutter ist Ärztin«, »Wohnt im sozialen Brennpunkt«).

Das beschriebene Lehrerverhalten ist nicht moralisch zu verurteilen, es geschieht weder bewusst noch absichtlich. Wir Menschen lassen uns oft von Erwartungen, Vorurteilen, ersten Eindrücken und so weiter leiten. Das ist nicht rational, aber wir sind ja auch nicht in erster Linie rationale Menschen. Wichtig ist, die Dynamiken zu erkennen und ihnen dann, so gut es geht, gegenzusteuern. Gleiches gilt natürlich auch im Kontext der lerntherapeutischen Begleitung.

**Bezugsnormorientierung**

Wenn Lehrer ihre Schüler beurteilen und benoten, haben sie zwei Möglichkeiten des Vergleichs: Sie können das Leistungsniveau des einzelnen Schülers im Vergleich mit den anderen Schülern der Klasse bewerten oder die aktuelle Leistung eines Schülers mit seinen früheren Leistungen vergleichen und damit seinen individuellen Fortschritt beurteilen. Im ersten Fall orientiert sich der Lehrer an der sozialen Gemeinschaft, also der Schulklasse, als Bezugsnorm *(=soziale Bezugsnormorientierung)* und im zweiten Fall an den individuellen Leistungsveränderungen des Schülers *(=individuelle Bezugsnormorientierung)*.

Die Beurteilung der Leistungen von Schülern im Vergleich mit den Mitschülern führt bei den leistungsstärkeren Schülern dazu, dass sie wiederholt die Erfahrung machen, besser zu sein als die anderen, und auch mehr Lob erhalten. Bei den leistungsschwächeren Schülern ist es umgekehrt: Sie erfahren häufig, schlechter als die anderen zu sein, und sie bekommen weniger Lob und mehr Kritik. Da sie meist auch durch Anstrengung nicht an das Niveau der stärkeren Mitschüler heranreichen, werden sie ihre Anstrengungen wahrscheinlich bald aufgeben. Anders ist es bei der individuellen Bezugsnormorientierung, denn hier werden die Leistungsveränderungen für jeden Schüler einzeln festgestellt. Normalerweise macht man im Laufe der Zeit Fortschritte und wird besser, wenn man sich mit einem Thema beschäftigt. Daher erhalten auch die Schüler auf einem leistungsschwächeren Niveau positive Rückmeldungen.

Die oft immer noch vorherrschende soziale Bezugsnormorientierung halten wir im Lichte dieser Erkenntnisse für einen fundamentalen Beurteilungsfehler, nicht nur, aber vor allem in der Schule. Dadurch werden, kurz gesagt, die guten Schüler besser, und ihr Selbstvertrauen wird gestärkt, die schwachen Schüler dagegen werden schlechter, und ihr Selbstvertrauen nimmt ab. Es liegt daher nicht nur im Interesse der Schüler, sondern auch der Lehrer und der Gesellschaft, die sozialen Vergleiche durch individuelle Beurteilungen zu ersetzen (vgl. Holodynski u. Oerter 2008; Rheinberg 1987).

**Kooperatives Lernen**

Interessante Ergebnisse liefert die Forschung zum Thema des kooperativen Lernens: In dem Moment, wenn die Schüler für das Erreichen eines Lernzieles aufeinander angewiesen sind, also in irgendeiner Weise zusammenarbeiten müssen, ergeben sich nicht nur höhere Lernleistungen und ein stärkeres Interesse am Unterricht, sondern auch höhere Selbstwirksamkeitserwartungen und eine verbesserte soziale Kompetenz. Überdies beteiligen sich dann die Schüler, die sonst eher Außenseiter sind, mehr am Geschehen. Ist der Unterricht dagegen mehr auf Wettbewerb zwischen den Schülern ausgerichtet, wie es an unseren Schulen immer noch üblich ist, ergeben sich negative Folgen: eine schwächere Lernmotivation insgesamt sowie bei den leistungsschwächeren Schülern eine verstärkte Wahrnehmung ihrer schwachen Leistungen, verbunden mit einer negativeren Einschätzung ihrer Fähigkeiten. Zusammengefasst kann man sagen, dass auf Wettbewerb statt auf Kooperation ausgerichtete Unterrichtssituationen, verbunden mit einer gruppenbezogenen Bezugsnormorientierung der Lehrer (siehe oben), die ohnehin schwächeren Schüler noch schwächer machen (vgl. Neber u. Fischer 2018).

### 4.5.4 Fallbeispiele

In der Umfeldarbeit steht die Schule an erster Stelle. Ein Kontakt zu den Lehrern der Kinder ist nach unserer Erfahrung gut und schnell aufbaubar. Allerdings ist die Kooperation mit vielen Lehrern mit einigen Fallstricken versehen. Daher ist es uns immer wichtiger geworden, den Lehrern von Anfang an eine klare Definition unserer Aufgaben und Verantwortungen sowie des Tätigkeitsrahmens zu geben. Eine klare Rollenabgrenzung trägt zum gegenseitigen Vertrauen bei und verhindert Konkurrenzdenken. Es ist nicht sinnvoll, den Lehrern Ratschläge zu erteilen oder Forderungen an sie zu richten. Nach unserer Erfahrung ist (mit Einverständnis der Eltern) die Weitergabe von Informationen aus der Lerntherapie, wie zum Beispiel den aktuellen Stand, die zentralen Ansatzpunkte und gelungene und nicht gelungene Interventionen, für die Lehrer dagegen sehr nützlich.

So haben wir uns im Fall *Sonjas* darauf beschränkt, ihrer Lehrerin unsere Sicht auf ihre »Mathephobie« zu erläutern, ihre Ressourcen zu kennzeichnen und aktuelle Bedürfnisse und Wünsche weiterzugeben. Mit der etwas anderen Sicht auf Sonja konnte ihre Lehrerin gut mitgehen, zu den Ressourcen konnte sie noch einige weitere hinzufügen, und die Bedürfnisse und Wünsche Sonjas nahm sie gern an und prüfte sie an den schulischen Realitäten. Umgekehrt erhielten wir von ihr immer die Informationen über den aktuellen Stand von Sonjas schulischer und sozialer Entwicklung. Die Zusammenarbeit mit ihr war idealtypisch, was im Vergleich mit anderen Fällen in dieser Form leider eher selten ist.

Zu *Aarons* Lehrerin konnten wir keine solche Beziehung aufbauen. Wir konnten zwar schnell ein erstes Gespräch vereinbaren, allerdings machte sie sofort klar, dass sie viele Kinder »von Aarons Typ« in der Klasse habe und sich nicht um eines besonders kümmern könne. Gleichwohl versuchten wir, sie über die Fortschritte und Rückschläge in der Lerntherapie auf dem Laufenden zu halten. Später erfuhren wir vom Jugendamt, dass auch sie sich für eine Absetzung der Medikation Aarons eingesetzt habe. Aarons Mutter interpretierte die fehlenden Informationen aus der Schule als Fortschritt – da sie von seiner Lehrerin nichts höre, sei wohl alles gut.

# 5 Resümee

## 5.1 Was ist aus den Kindern der Fallbeispiele geworden?

Nach dem Ende der Lerntherapie hatten wir noch des Öfteren Kontakt zu *Sonjas* Mutter. Sie suchte uns gern auf, wenn es neue Krisen gab und sie sich von uns Unterstützung bei der Bewältigung versprach. Sonja selbst sahen wir nicht mehr. Sie ging aus der Lerntherapie sehr gestärkt hervor. Ihre schulischen Leistungen waren stabil. Mathe mochte sie zwar immer noch nicht, aber jeder, der es wollte, konnte ihr dabei gern behilflich sein. Von ihrer Mutter erfuhren wir, dass sie nun keine bevorzugte Behandlung mehr in der Schule bekam und alle darüber froh waren, zeigte es doch, dass sie nun wieder dazugehörte. Ihre schulischen Defizite waren so weit abgebaut, dass sie dem Unterricht wieder problemlos folgen konnte. Durch die Lerntherapie verlor sie zwar ihren Betreuer, denn das Jugendamt kam zu dem Schluss, ein Erziehungsbeistand sei nun nicht mehr notwendig, gewann aber einen regelmäßigen Kontakt zu ihrem Vater. Rückblickend können wir sagen, dass dieser Umstand wohl am meisten heilende Wirkung freigesetzt zu haben scheint.

*Aaron* verließ uns mit mehr Selbstbewusstsein. Aus der Schule kamen kaum noch Meldungen an seine Mutter. Bei dem letzten Gespräch äußerte sie sich sehr zufrieden mit seinen schulischen Leistungen und wirkte wesentlich entspannter. Die Medikamente für ihren Sohn wollte sie reduzieren. Trotz diverser Angebote, uns jederzeit aufsuchen zu können, hatten wir zu Aaron und seiner Familie anschließend keinen Kontakt mehr. Über das Jugendamt erfuhren wir einige Zeit später, die Familie sei umgezogen, nachdem zuvor Aarons Medikamente vollständig abgesetzt worden seien.

So unterschiedlich, wie die Fälle von Aaron und Sonja sind, so unterschiedlich und individuell sind alle anderen auch. Jede Familie hat ihren eigenen *Rhythmus der Heilung*, und jede hat ihr Motto dafür. In der Familie von Sonja stand alles unter dem Motto einer Rückgewinnung (den Vater als verlässliche Bezugsperson, die Verantwortung der Mutter und individuelle Ressourcen aller Beteiligten), bei Aarons Familie war der tragende Gedanke dagegen eher die Findung (das Zusammenfinden in einer neuen Familie, das Finden von Ausgleich und das Finden von alternativen Handlungskompetenzen). Das jeweilige Motto der einzelnen Familien zusammen mit ihnen zu ergründen ist unserer Meinung nach sehr nützlich, wenn es ressourcenorientiert diskutiert wird. Aus Stigmatisierungen hingegen wie »Hartzer«, »Loser«, »beratungsresistent« oder »Besserwisser« gewinnen Familien wenig Wachstumspotenzial. Im besten Falle können Mottos wie die angesprochenen, wenn sie denn konsequent umgesetzt werden und zur Folge haben, dass keine Hilfen von zuständigen Stellen bewilligt werden, immerhin die Staatskasse schonen.

## 5.2 Zusammenfassung und Abschluss

Therapie- und Behandlungspläne sind individuell. Individuell an den Bedürfnissen der Kinder ausgerichtet und individuell am jeweiligen Fortschritt in der Therapie angepasst. Wir möchten vor allen Standardisierungen eher warnen. In der Abbildung 11 (»Bedürfnisse«) entsprechen diese Standardisierungen den Bedürfnissen Erwachsener. Ein Kind stellt selten in der ersten Sitzung die Frage, was in der fünften passieren wird und warum. Um den Erwachsenen einen Einblick in die Arbeit zu geben, reicht es nach unserer Meinung aus, ihnen die unterschiedlichen Ebenen der lerntherapeutischen Arbeit (Abschn. 4.3.1 und Abb. 10) zu erläutern.

Aufseiten der Professionellen kann gerade zu Beginn der therapeutischen Arbeit ein Bedürfnis nach Struktur und Kontrolle entstehen. Als wir mit unserer therapeutischen Arbeit angefangen haben, war dies nicht anders. Um dieses Bedürfnis zu erfüllen, erarbeiteten wir uns einen detaillierten Sitzungsplan mit minutengenauer Angabe der einzelnen Schritte pro Sitzung für die ersten drei Behandlungsabschnitte. Nach zehn Minuten der ersten Sitzung und unter »strenger Befolgung« unserer eigenen Prinzipien war klar, dass das vorher konstruierte Ablaufschema die reale Therapiesituation nicht annähernd darstellen konnte. Am Ende der Therapie, nach zwölf Sitzungen, hatten wir von unseren drei vorstrukturierten Sitzungsplänen mit ihren »tollen« Ideen gerade einmal eine halbe Sitzung durchgeführt. Kinder und Eltern legten den Fokus auf ihre Bedürfnisse und ließen uns mit unseren allein. So konnten wir leider bis heute kein Manual für die Durchführung einer lerntherapeutischen Therapie entwerfen, das für alle Klienten Gültigkeit hat. Dennoch oder vielmehr gerade deswegen konnten wir vielen Klienten auf ihrem Weg aus Krisen, Diagnosen, Stigmatisierungen und anderen Teufelskreisen nützliche Begleiter sein. So hoffen wir, Ihnen, liebe Leser, jenseits von Manualen und standardisierten Behandlungen einige interessante und hilfreiche Ideen für eine individuelle, am einzelnen Menschen ausgerichtete Arbeit bereitgestellt zu haben.

# Anhang

## A) Regelungen im Kinder- und Jugendhilfegesetz (KJHG)

In § 27 *Hilfe zur Erziehung* Absatz 1 des KJHG heißt es, die Erziehungsberechtigten haben

> »bei der Erziehung eines Kindes oder eines Jugendlichen Anspruch auf Hilfe (Hilfe zur Erziehung), wenn eine dem Wohl des Kindes oder des Jugendlichen entsprechende Erziehung nicht gewährleistet ist und die Hilfe für seine Entwicklung geeignet und notwendig ist.«

Mögliche Formen dieser Hilfe, die in erster Linie infrage kommen, sind in den §§ 28 bis 35 aufgelistet. Diese Auflistung ist jedoch nicht abschließend, je nach individuellem Einzelfall kommen auch andere Hilfen in Betracht, unter anderem auch die Lerntherapie. Es ist Aufgabe des Jugendamtes, den Prozess zu steuern, in dem die bestmögliche Hilfeform für die Familie gefunden wird. Wenn eine lerntherapeutische Begleitung die besten Erfolgsaussichten verspricht, dann ist diese Form der Hilfe durchzuführen, auch wenn sie nicht explizit im Katalog der Hilfeformen genannt ist.

Nach § 35a *Eingliederungshilfe für seelisch behinderte Kinder und Jugendliche* Absatz 1 des KJHG haben

> »Kinder und Jugendliche [...] Anspruch auf Eingliederungshilfe, wenn
>
> 1. ihre seelische Gesundheit mit hoher Wahrscheinlichkeit länger als sechs Monate von dem für ihr Lebensalter typischen Zustand abweicht und
> 2. daher ihre Teilhabe am Leben in der Gesellschaft beeinträchtigt ist oder eine solche Beeinträchtigung zu erwarten ist.«

Für diese Hilfe kommt bei den entsprechenden Schwierigkeiten des Kindes bzw. Jugendlichen ebenfalls eine lerntherapeutische Begleitung infrage. Zur Feststellung der Abweichung der seelischen Gesundheit des Kindes oder Jugendlichen vom lebensalterstypischen Durchschnitt wird ein Arzt des Kinder- und Jugendpsychiatrischen Dienstes (KJPD) beauftragt, ein Gutachten zu erstellen (= amtsärztliche Begutachtung durch einen Kinder-/Jugendpsychiater). Dieses Gutachten ist Voraussetzung für die Gewährung der Hilfe nach § 35a KJHG.

## B) Regelungen im Psychotherapeutengesetz (PsychThG)

Psychotherapie im Sinne des § 1 Absatz 2 Satz 1 des PsychThG ist

> »jede mittels wissenschaftlich geprüfter und anerkannter psychotherapeutischer Verfahren oder Methoden berufs- oder geschäftsmäßig vorgenommene Tätigkeit zur Feststellung, Heilung oder Linderung von Störungen mit Krankheitswert, bei denen Psychotherapie indiziert ist.«

Entscheidender Begriff ist dabei »Störungen mit Krankheitswert«. Hierunter fällt alles, was in der internationalen Klassifikation von Krankheiten (ICD-10) aufgeführt ist. Dazu gehören im Bereich der psychischen (also der nichtkörperlichen) Störungen zum Beispiel schwere Angststörungen, die Depression, Drogenabhängigkeit bis hin zu allen Formen der Schizophrenie. Nicht dazu gehören zum Beispiel leichte Ängstlichkeiten, gelegentliche Stimmungstiefs, Fragen der Berufswahl, Auseinandersetzungen in der Familie ohne dramatische Konsequenzen, Reibereien zwischen Klassenkameraden oder der Wunsch nach persönlicher Weiterentwicklung. Eine eindeutige Unterscheidung ist manchmal nicht leicht zu treffen. Um hier so weit wie möglich Klarheit herzustellen, verlangt der Gesetzgeber das oben erwähnte psychiatrische Gutachten, falls ein Kind Hilfe nach § 35a KJHG erhalten soll.

Das PsychThG regelt in § 1 Absatz 1, wer Psychotherapie ausüben darf, nämlich Psychotherapeuten. An anderer Stelle werden die genauen Voraussetzungen dafür ausgeführt. Diese waren bis August 2020: Psychologiestudium, Psychotherapieausbildung und Approbation oder, dann beschränkt auf die Arbeit mit Kindern und Jugendlichen, Pädagogikstudium, sowie ebenfalls Psychotherapieausbildung und Approbation. In den entsprechenden Regelungen, die für Ärzte galten, wurde analog festgelegt, wann Ärzte als Psychotherapeuten arbeiten und die entsprechende Zusatzbezeichnung (»Facharzt«) führen dürfen. Ab September 2020 sind die Voraussetzungen ein Psychotherapiestudium sowie die Approbation. Es gibt eine Übergangszeit bis 2032, so dass es parallel zu den nach den aktuellen Regelungen ausgebildeten Psychotherapeuten auch noch längere Zeit nach den alten Regelungen ausgebildete Psychotherapeuten geben wird.

Zusammengefasst dürfen also Menschen mit einer psychischen Störung mit Krankheitswert nur von Psychotherapeuten behandelt werden. Diese Psychotherapeuten verfügen je nach ihrer Ausbildung über ein Psychologie-, Pädagogik-, Medizin- oder Psychotherapiestudium sowie eine Psychotherapieausbildung in einem der vier sogenannten Richtlinienverfahren (verhaltenstherapeutisch, tiefenpsychologisch fundiert, analytisch oder systemisch).

Eine gewisse Sonderstellung nehmen in diesem Zusammenhang die Heilpraktiker für Psychotherapie ein. Sie dürfen mit bestimmten Einschränkungen ebenfalls Menschen mit Störungen mit Krankheitswert behandeln. Sie dürfen jedoch keine Diagnosen stellen, keine Medikamente verschreiben und können nicht direkt mit den Krankenkassen abrechnen. Für Lerntherapeuten kann die Heilpraktikerzulassung eine sinnvolle Ergänzung sein, wenn sie über die reine lerntherapeutische Begleitung hinaus auch die Behandlung bestimmter Störungsbilder mit anbieten möchten.

In § 1 Absatz 2 Satz 3 des PsychThG wird schließlich ausdrücklich benannt, was im bisher Gesagten schon indirekt enthalten ist:

> »Tätigkeiten, die nur die Aufarbeitung oder Überwindung sozialer Konflikte oder sonstige Zwecke außerhalb der Heilkunde zum Gegenstand haben, gehören nicht zur Ausübung der Psychotherapie.«

Damit ist jede (psychologische) Tätigkeit, die nicht Psychotherapie ist, frei ausübbar. Hierunter fällt (unter anderem) auch die lerntherapeutische Begleitung. Wenn also beispielsweise ein Kind in der Schule in irgendeiner Weise nicht gut zurechtkommt, es immer wieder Streit mit den Lehrern gibt, den Eltern (oder dem Kind) ständige Diskussionen über die Hausaufgaben zu viel werden oder eine andere Schwierigkeit besteht, aber keine »Störung mit Krankheitswert« vorliegt – dann kann, rechtlich gesehen, eine lerntherapeutische Begleitung von einem selbstständigen Lerntherapeuten durchgeführt werden. Sie findet »außerhalb der Heilkunde« statt, denn »Heilkunde« bedeutet, eine Störung mit Krankheitswert zu behandeln. Bestehen Zweifel, ob die Symptomatik des Kindes bzw. der Eltern krankheitswertig ist oder nicht, ist ein Arzt oder Psychotherapeut zurate zu ziehen. Er darf die »Feststellung [...] von Störungen mit Krankheitswert« (§ 1 Absatz 2 Satz 1 PsychThG) vornehmen. Liegt keine Störung mit Krankheitswert vor, kann der Lerntherapeut mit dem Kind bzw. der Familie arbeiten. Liegt doch eine Störung mit Krankheitswert vor, übernimmt ein Psychotherapeut oder ein Arzt die (Haupt-)Behandlung. Wichtig für Eltern und Lerntherapeuten zu wissen ist, dass eine ergänzende lerntherapeutische Arbeit oft sinnvoll ist, denn der Lerntherapeut kann sich dem Kind und den Eltern oftmals in einer Weise zuwenden und individuelle Methoden anwenden, wie es einem Arzt oder Psychotherapeuten aufgrund der herrschenden Regelungen nicht möglich ist. Gleiches gilt für Logopäden, Ergotherapeuten und andere Medizinalberufe. Allerdings sollte der behandelnde Psychotherapeut bzw. Arzt zuvor über die lerntherapeutische Begleitung informiert werden, bzw. es sollte sein Einverständnis eingeholt werden, damit eine Abstimmung erfolgen kann und keine sich widersprechenden Maßnahmen eingeleitet werden.

## C) Multiaxiale Diagnostik

Die folgenden Ausführungen beruhen auf Remschmidt, Schmidt und Poustka (2017).

### Achse 1 – Klinisch-psychiatrisches Syndrom

Durch Anamnese, Verhaltensbeobachtung und Diagnostik wird ein psychopathologischer Befund durch einen Arzt erstellt. Somit werden möglicherweise vorhandene psychiatrische Krankheitsbilder erfasst, dies können zum Beispiel AD(H)S, eine emotionale Störung oder ein depressives Syndrom sein. Die Einordnung erfolgt gemäß der ICD-10.

### Achse 2 – Umschriebene Entwicklungsstörung

Diese Achse entspricht den Lernstörungen, wie sie Thema dieses Buches sind. Zur Beurteilung werden zum Beispiel Schulnoten, Tests, die Wahrnehmung, Bewegung, Konzentration und das Sprachvermögen des Kindes herangezogen; die Beurteilung erfolgt meist durch Psychologen. An Tests kommen standardisierte Verfahren zum Einsatz, bei Rechentests können das der DRT, ZAREKI oder Quadriga sein, für das Lesen zum Beispiel der Zürcher Lesetest.

### Achse 3 – Intelligenzniveau

Die Ergebnisse aus den Rechen-, Lese- und Rechtschreibtests werden zum Intelligenzquotienten in Beziehung gesetzt. Für die Diagnose einer umschriebenen Entwicklungsstörung muss der IQ mindestens 70 betragen.

### Achse 4 – Ausschluss organischer Ursachen

Im Rahmen eines ärztlichen Gutachtens werden Hör-, Seh- und das Wahrnehmungsvermögen insgesamt bestimmt sowie auf Hirntumoren, Epilepsie und andere Erkrankungen untersucht, die für eine Lernstörung ursächlich sein könnten.

### Achse 5 – Aktuelle abnorme psychosoziale Umstände

Hier wird geprüft, ob in den letzten sechs Monaten belastende Lebensereignisse eingetreten sind; dazu gehören unter anderem: Tod eines nahen Angehörigen, Unfall, Behinderung, Missbrauch, Gewalterfahrungen, Drogenkonsum, Inzest. Nicht dazu gehört eine Trennung der Eltern, da die Forschung zu diesem Thema erst seit wenigen Jahren betrieben wird.

### Achse 6 – Grad der psychosozialen Anpassung

Dabei geht es um das psychosoziale Funktionsniveau des Kindes, womit gemeint ist, ob das Kind gut mit seiner Umwelt kommunizieren und ausreichend für sich sorgen kann; auch das Spektrum an Freizeitaktivitäten und Interessen gehört dazu. Bezogen auf das Alter des Kindes erfolgt eine Einordnung auf einer achtstufigen Skala.

# Literatur


Ahlheim, R. (2019): Die begleitende tiefenpsychologisch fundierte Psychotherapie der Bezugspersonen. In: H. Hopf u. E. Windhaus (Hrsg.): Lehrbuch der Psychotherapie für die Ausbildung zur/zum Psychologischen PsychotherapeutIn und für die ärztliche Weiterbildung. Bd. 5: Psychoanalytische und tiefenpsychologisch fundierte Kinder- und Jugendlichenpsychotherapie. Gießen (CIP-Medien im Psychosozial-Verlag), S. 253–269.

Bandura, A. (1986): Social foundations of thought and action. A social cognitive theory. Englewood Cliffs, NJ (Prentice Hall).

Bandura, A. (1997): Self-efficacy: The excercise of control. New York (Freeman).

Bannenberg, T. (2013): Yoga für Kinder. München (Gräfe und Unzer).

Bauer, J. (2006): Warum ich fühle, was du fühlst. Intuitive Kommunikation und das Geheimnis der Spiegelneurone. München (Heyne).

Bauer, J. (2013): Das Gedächtnis des Körpers. Wie Beziehungen und Lebensstile unsere Gene steuern. München (Piper).

Beck-Gernsheim, E. (1995): Für eine »soziale Öffnung« der Bindungsforschung. Familiendynamik, 20. Jahrg., Heft 2, S. 193–200.

Berk, L. E. (2020): Entwicklungspsychologie. Hallbergmoos (Pearson).

Betz, D. u. H. Breuninger (1998): Teufelskreis Lernstörungen. Theoretische Grundlegung und Standardprogramm. Weinheim (Beltz PVU).

Brandhofer-Bryan, K. (2008): Lernen mit allen Sinnen: 72 sinn-volle Lernspiele. Offenbach (GABAL).

Bronfenbrenner, U. (1981): Die Ökologie der menschlichen Entwicklung. Stuttgart (Klett-Cotta).

De Jong, P. u. I. K. Berg (2014): Lösungen (er)finden. Das Werkstattbuch der lösungsorientierten Kurztherapie. Dortmund (Modernes Lernen).

de Shazer, S. u. Y. Dolan (2020): Mehr als ein Wunder. Lösungsfokussierte Kurztherapie heute. Heidelberg (Carl-Auer).

Delfos, M. F. (2013): »Sag mir mal …« Gesprächsführung mit Kinder (4–12 Jahre). Weinheim (Beltz).

Delfos, M. F. (2015): »Wie meinst du das?« Gesprächsführung mit Jugendlichen. Weinheim (Beltz).

Duncan, B. L., S. D. Miller, B. E. Wampold u. M. A. Hubble (eds.) (2010): The heart and soul of change. Delivering what works in therapy. Washington, DC (American Psychological Association).

Eitmann, J. (2008): Entspannung und Entspannungsverfahren im Kontext menschlicher Entwicklung. (Deutsches Institut für Entspannungstechniken und Kommunikation, IEK-Edition Bd. 2.) Berlin (IEK).

Erikson, E. H. (1973): Identität und Lebenszyklus. Frankfurt a. M. (Suhrkamp).

Foucault, M. (1994): Überwachen und Strafen. Die Geburt des Gefängnisses. Frankfurt a. M. (Suhrkamp).

Geuenich, B. u. A. Kaufmann (2005): Das große Buch der Lern-Techniken: Konzentration steigern, Gedächtnis trainieren, Lernstrategien anwenden, Prüfungen bestehen. München (Compact).

Ginsburg, H. P. u. S. Opper (1998): Piagets Theorie der geistigen Entwicklung. Stuttgart (Klett-Cotta).

Grawe, K. (2004): Neuropsychotherapie. Göttingen (Hogrefe).

Grawe, K. u. M. Grawe-Gerber (1999): Ressourcenaktivierung. Ein primäres Wirkprinzip der Psychotherapie. *Psychotherapeut* 44: 63–73.

Grossmann, K. E. u. K. Grossmann (1995): Frühkindliche Bindung und Entwicklung individueller Psychodynamik über den Lebenslauf. *Familiendynamik* 20: 171–192.

Grossmann, K. E. u. K. Grossmann (Hrsg.) (2015): Bindung und menschliche Entwicklung – John Bowlby, Mary Ainsworth und die Grundlagen der Bindungstheorie. Stuttgart (Klett-Cotta).

Havighurst, R. J. (1948): Developmental tasks and education. New York (David McKay).

Hennig, M. (2005): Entspannung für mein Kind. München (Knaur).

Holodynski, M. u. R. Oerter (2008): Tätigkeitsregulation und die Entwicklung von Motivation, Emotion, Volition. In: R. Oerter u. L. Montada (Hrsg.): Entwicklungspsychologie. Weinheim (Beltz PVU), S. 535–571.

ICD-10 – Internationale Klassifikation psychischer Störungen (2015): Kapitel V (F). Klinisch-diagnostische Leitlinien. (Übers. u. hrsg. v. H. Dilling et al.) Bern (Huber).

Julius, H., B. Gasteiger-Klicpera u. R. Kißgen (Hrsg.) (2009): Bindung im Kindesalter. Diagnostik und Intervention. Göttingen (Hogrefe).

Juul, J. (2015): Familienberatung. Worauf es ankommt, wie sie gelingt. München (Kösel).

Juul, J. (2016): Was Familien trägt. Werte in Erziehung und Partnerschaft. Weinheim (Beltz).

Kandel, E. (2008): Psychiatrie, Psychoanalyse und die neue Biologie des Geistes. Frankfurt a. M. (Suhrkamp).

Koppetsch, C. u. G. Burkart (1999): Die Illusion der Emanzipation. Zur Wirksamkeit latenter Geschlechtsnormen im Milieuvergleich. Konstanz (UVK ).

Lambert, M. J. (1992): Implications of outcome research for psychotherapy integration. In: J. C. Norcross a. M. R. Goldstein (eds.): Handbook of psychotherapy integration. New York (Basic Books), pp. 94–129.

Levine, P. A., A. Frederick, T. Kierdorf u. H. Höhr (1998): Trauma-Heilung: Das Erwachen des Tigers. Unsere Fähigkeit, traumatische Erfahrung zu transformieren. Essen (Synthesis).

Lewin, K. (1946): Action research and minority problems. *Journal of Social Issues* 2: 45–57.
Metzig, W. u. M. Schuster (2020): Lernen zu lernen: Lernstrategien wirkungsvoll einsetzen. Berlin (Springer).
Minuchin, S. u. H. C. Fishman (1992): Praxis der strukturellen Familientherapie. Strategien und Techniken. Freiburg im Br. (Lambertus).
Neber, H. (2018): Kooperatives Lernen. In: D. H. Rost, J. R. Sparfeldt u. S. R. Buch (Hrsg.): Handwörterbuch Pädagogische Psychologie. Weinheim (Beltz), S. 354–362.
Nemetschek, P. (2011): Systemische Familientherapie mit Kindern, Jugendlichen und Eltern: Lebensfluss-Modelle und analoge Methoden. Stuttgart (Klett-Cotta).
Oerter, R. u. L. Montada (Hrsg.) (2008): Entwicklungspsychologie. Weinheim (Beltz PVU).
Piaget, J. (1972): Die Entwicklung des Zahlbegriffs beim Kinde. Stuttgart (Klett), 3. Auflage.
Piaget, J. (1974): Der Aufbau der Wirklichkeit beim Kinde. Stuttgart (Klett).
Piaget, J. (1976): Die Äquilibration der kognitiven Strukturen. Stuttgart (Klett).
Remschmidt, H., M. H. Schmidt u. F. Poustka (Hrsg.) (2017): Multiaxiales Klassifikationsschema für psychische Störungen des Kindes- und Jugendalters nach ICD-10 der WHO. Mit einem synoptischen Vergleich von ICD-10 und DSM-IV. Bern ((Hogrefe).
Retzlaff, R. (2019): Spiel-Räume. Lehrbuch der systemischen Therapie mit Kindern und Jugendlichen. Stuttgart (Klett-Cotta).
Rheinberg, F. (1987): Soziale versus individuelle Leistungsvergleiche und ihre motivationalen Folgen. In: R. Olechowski u. E. Persy (Hrsg.): Fördernde Leistungsbeurteilung. Wien (Jugend und Volk), S. 80–115.
Rogers, C. R. (1994): Therapeut und Klient: Grundlagen der Gesprächspsychotherapie. Frankfurt a. M. (Fischer).
Rosenthal, R. a. L. Jacobson (1968): Pygmalion in the classroom: Teacher expectations and intellectual development. New York (Holt).
Samuels, M. u. N. Samuels (1986): Das Kinderheilbuch. Ein Buch für Eltern und Kinder. Düsseldorf (von Schröder).
Satir, V. u. M. Baldwin (1988): Familientherapie in Aktion. Paderborn (Junfermann).
Schmidt, G. (2021): Liebesaffären zwischen Problem und Lösung. Hypnosystemisches Arbeiten in schwierigen Kontexten. Heidelberg (Carl-Auer), 5.
Spitzer, M. (2003): Lernen. Gehirnforschung und die Schule des Lebens. Heidelberg (Spektrum).
Wampold, B. E., Z. E. Imel u. C. Flückiger (2018): Die Psychotherapie-Debatte. Was Psychotherapie wirksam macht. Bern (Hogrefe).
White, M. u. D. Epston (2020): Die Zähmung der Monster. Der narrative Ansatz in der Familientherapie. Heidelberg (Carl-Auer).

# Über die Autoren

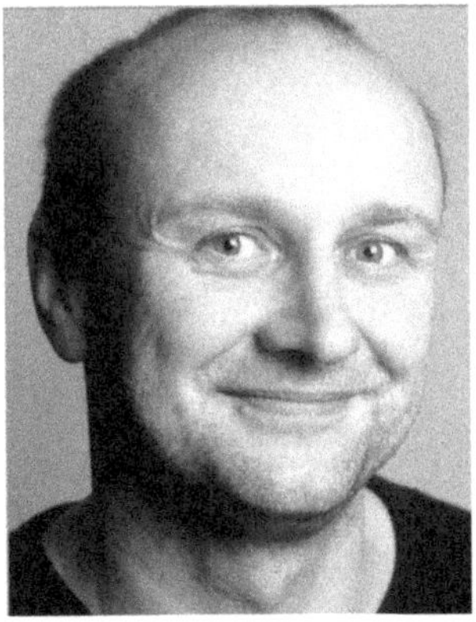

*Mike Lehmann,* Dr. phil., Diplom-Psychologe; Systemischer Körperpsychotherapeut (GST), Systemischer Therapeut/Supervisor (DGSF), Systemischer Kinder- und Jugendlichentherapeut (GST). Tätig als Lösungsorientierter Sachverständiger für Amtsgerichte und Oberlandesgerichte; Lehrtherapeut, Dozent für Aus- und Fortbildungsinstitute; Systemische Therapie und Beratung in eigener Praxis.

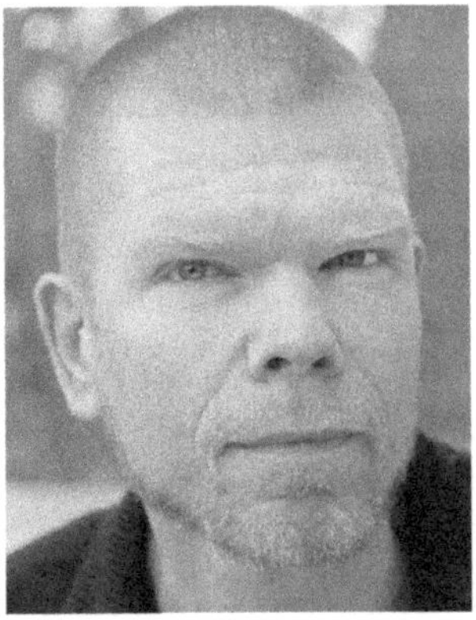



*Jens Eitmann,* Dr. phil.; Studium der Psychologie; Systemischer Einzel-, Paar- und Familientherapeut; Elternberater (familylab); Dozent und Institutsleiter in der therapeutischen Weiterbildung.
*Kontakt: www.dil-online.de*